ECG
de poche

Liste des titres de la collection « En poche »

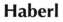

Haberl

ECG
de poche

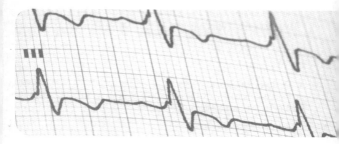

Traduction de la 2ᵉ édition anglaise par René Krémer

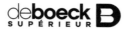

Ouvrage original

ECG Pocket, 2nd edition 2006 © Börm Bruckmeier Verlag GmbH.

**La plupart des ECG de ce livre sont enregistrés à la vitesse de 25 mm/
seconde.**

**Lorsqu'ils sont enregistrés à la vitesse de 50 mm/seconde, ils sont marqués
d'un a*.**

Pour toute information sur notre fonds et les nouveautés dans
votre domaine de spécialisation, consultez notre site web :
www.deboecksuperieur.com

© De Boeck Supérieur s.a., 2009   1re édition
   Fond Jean Pâques, 4 – B-1348 Louvain-la-Neuve   7e tirage 2016
   Pour la traduction et l'adaptation française.

Imprimé en Belgique

Dépôt légal :
Bibliothèque nationale, Paris : septembre 2009   ISSN 2031-7123
Bibliothèque royale de Belgique : 2009/0074/365   ISBN 978-2-8041-0789-5

Abréviations

AV	auriculo-ventriculaire
BB	bloc de branche
BBD	bloc de branche droite
BBG	bloc de branche gauche
BFAG	bloc fasciculaire antérieur gauche
BFPG	bloc fasciculaire postérieur gauche
BPM	battements par minute
CK	créatinine kinase
CK–MB	créatinine kinase liée à la myoglobine
cm	centimètre
CMD	cardiomyopathie dilatée
CMHO	cardiomyopathie hypertrophique obstructive
CRP	C-reactive protéine
DI	défibrillateur implantable
ESA	extrasystole auriculaire
ESV	extrasystole ventriculaire
ETO	echocardiogramme trans-œsophagien
Fc	fréquence cardiaque
HVD	hypertrophie ventriculaire droite
HVG	hypertrophie ventriculaire gauche
IM	infarctus du myocarde
MAC	maladie des artères coronaires
mcg	microgramme
min	minute
ms	milliseconde
mV	millivolt
NAV	nœud auriculo-ventriculaire
PVC	pression veineuse centrale
QTc	intervalle QT corrigé
S	seconde
SA	sino-auriculaire
SVP	stimulation ventriculaire programmée
TSV	tachycardie supra-ventriculaire
TV	tachycardie ventriculaire
VS	vitesse de sédimentation
WPW	Wolff Parkinson White

ECG de poche

Avant-Propos

Il est tentant d'acheter un livre qui couvre tous les aspects d'un sujet donné. Mais, parfois, après avoir lu un tel livre, on n'en sait pas beaucoup plus, à cause de la quantité d'informations apportées.

L'ECG de poche n'entend pas se substituer à ce genre d'ouvrage. Il est destiné aux étudiants en médecine, aux résidents et aux médecins dans toutes les spécialités qui demandent la connaissance des anomalies communes de l'ECG, mais aussi des moins fréquentes. Des exemples concrets et des graphiques les aideront dans ce domaine. Ce petit livre ne fournit pas une connaissance approfondie : il met l'accent sur l'importance du diagnostic ECG en médecine de première ligne. Ceux qui auront la maîtrise de ces données seront bien préparés à la pratique quotidienne de la médecine.

Je serais heureux si ce livre pouvait faciliter votre travail chez vos patients.

Des remerciements particuliers pour son aide efficace à Regine Pulter, mon assistante depuis de nombreuses années.

R. Haberl   Munich, Février 2006

Table des matières

6 Table des matières

11. Interférences et artefacts

1.   Données de base

1.1   Système de conduction

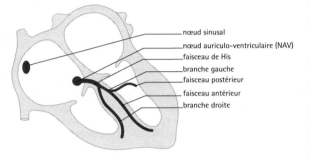

noeud sinusal
noeud auriculo-ventriculaire (NAV)
faisceau de His
branche gauche
faisceau postérieur
faisceau antérieur
branche droite

Fig. 1 Système de conduction du cœur.

Le **noeud sinusal** est le pacemaker normal du cœur. Il délivre des impulsions électriques régulières, à la fréquence de 60 à 80 battements par minute. La dépolarisation se propage par des chemins de conduction auriculaire jusqu'au **noeud AV**. La conduction est ralentie lors du passage dans ce noeud. Si le noeud sinusal fonctionne mal, le noeud AV peut générer des impulsions à la fréquence de 40 à 60 battements par minute. La dépolarisation poursuit sa route à travers le **faisceau de His** et par ses **branches**. La branche gauche se divise en deux rameaux, l'un postérieur, l'autre antérieur.

1.2   Ondes et intervalles de l'ECG

La dépolarisation du nœud sinusal n'est pas détectable à l'ECG.

La dépolarisation auriculaire se traduit par les **ondes P**. La première partie de l'onde P correspond à la dépolarisation de l'oreillette droite : celle de l'oreillette gauche suit.

La repolarisation auriculaire n'est pas visible parce qu'elle est habituellement masquée par le **complexe QRS**. A la fin de l'onde P, les oreillettes sont complètement dépolarisées et l'influx traverse le nœud AV vers le faisceau de His. L'**onde Q** traduit la dépolarisation du septum inter-ventriculaire. L'influx poursuit rapidement son chemin et se répartit dans les ventricules par le réseau des fibres de Purkinje. A la fin du complexe QRS les ventricules sont totalement dépolarisés. En raison du délai électromécanique, la contraction débute à la fin du complexe QRS. Le **segment ST** est isoélectrique et débute à la fin de l'onde S.

C'est la repolarisation ventriculaire qui produit l'**onde T**. La signification de l'**onde U** n'est pas connue.

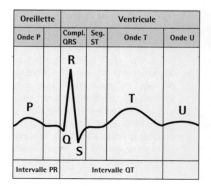

Oreillette	Ventricule			
Onde P	Compl. QRS	Seg. ST	Onde T	Onde U
P	R Q S		T	U
Intervalle PR	Intervalle QT			

Fig. 2
Ondes de l'ECG et intervalles.

1.3   Les dérivations de l'ECG

L'ECG standard comporte les dérivations suivantes :

**1) Dérivations périphériques d'Einthoven
(au niveau des membres) (I, II, III)**
Ce sont des dérivations bipolaires. L'amplitude est positive si la
dépolarisation se déplace vers l'électrode positive marquée +.

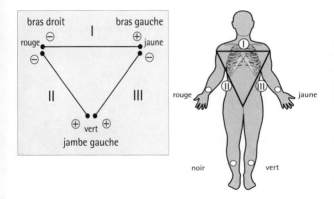

Fig. 3 Triangle d'Einthoven des dérivations des membres.
Fig. 4 Emplacement des dérivations des membres.

2) Dérivations thoraciques (précordiales) de Wilson (V_1 à V_6)

Ce sont des dérivations unipolaires. Au niveau de chaque électrode, elles permettent la mesure du voltage par rapport à un potentiel zéro.

V_1	4ème espace intercostal à droite du sternum
V_2	4ème espace intercostal à gauche du sternum
V_3	à mi distance entre V_2 et V_4
V_4	5ème espace intercostal au niveau de la ligne médio-claviculaire gauche
V_5	5ème espace intercostal au niveau de la ligne antéro-axillaire gauche
V_6	5ème espace intercostal au niveau de la ligne médio-axillaire gauche

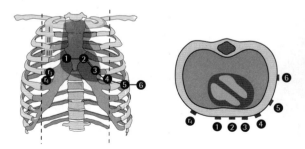

Fig. 5 Emplacement des dérivations unipolaires thoraciques (à gauche) et leur localisation par rapport au cœur, vue en section transversale (à droite).

Précautions

Un mauvais placement des électrodes, par exemple dans le second espace intercostal au lieu du quatrième, peut conduire à une diminution d'amplitude de l'onde R dans les dérivations précordiales et à un diagnostic erroné d'ancien infarctus myocardique de localisation antérieure.

Si l'on suspecte un infarctus du ventricule droit, l'enregistrement d'une dérivation V4d, à droite du sternum, est utile.

3) Dérivations unipolaires des membres de Goldberger (aVR, aVL, aVF)

Ces dérivations permettent d'enregistrer les voltages au niveau des membres. Les tracés sont de plus grande amplitude. La lettre « a » signifie « augmentée ».

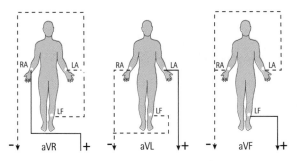

Fig. 6 Dérivations unipolaires des membres.

Localisation de l'infarctus du myocarde

La localisation de la zone infarcie grâce aux dérivations de l'ECG est importante. Les dérivations correspondant aux différentes localisations sont résumées à la figure 7.

Localisation de l'infarctus										
	I	II	III	aVL	aVF	rV4	V2	V3	V4	V5	V6
apicale	+			+			+	+	+		
antéro-septale							+	+			
antéro-laterale	+			+						+	+
postéro-laterale			+		+					+	+
inférieure		+	+		+						
ventriculaire droite			+		+	+	(+)				

Fig. 7 Localisation de l'infarctus.

1.4 Méthodes

Le tracé se déroule habituellement à la **vitesse** de 50 mm/s, et l'amplitude est de 1 mV/cm. Un cm sur le tracé correspond donc à 200 ms, soit 0,2 s.

Dans le présent ouvrage, la plupart des ECG sont enregistrés à la vitesse de 25 mm/s.

Lorsque la vitesse est de 50 mm/s, le tracé est signalé ou marqué par un *.

La **fréquence cardiaque** est calculée selon la formule suivante :

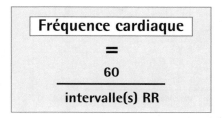

Fréquence cardiaque

$$= \frac{60}{\text{intervalle(s) RR}}$$

Fig. 8 Calcul de la fréquence cardiaque.

2. L'ECG normal

2.1 Caractéristiques de l'ECG normal

Reconnaître qu'un ECG est pathologique, c'est avoir parcouru la moitié du chemin.

La **figure 9** met en évidence les **espaces normaux**.

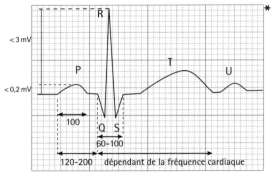

Fig. 9 Espaces normaux de l'ECG : onde P < 100 ms, espace PR < 200 ms, complexe QRS < 100 ms, 120-200.

Tous les espaces doivent être mesurés dans la dérivation la plus anormale.

La durée de l'onde P et du complexe QRS ne doit pas dépasser 100 ms, l'espace PR ne doit pas être plus long que 200 ms.

L'intervalle QT dépend de la fréquence cardiaque. Un allongement du QT peut être la cause d'arythmies sévères dans le syndrome congénital du QT long, mais aussi sous l'influence de certains médicaments .

A la **figure 10** sont reprises les valeurs normales et les limites inférieures et supérieures de l'espace QT en fonction de la fréquence cardiaque. Un allongement de l'espace PR est appelé « bloc AV du premier degré », une durée prolongée du complexe QRS est un bloc de branche.

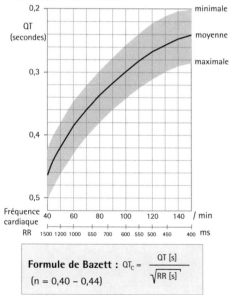

$$\text{Formule de Bazett : } QT_c = \frac{QT\ [s]}{\sqrt{RR\ [s]}}$$
$$(n = 0{,}40 - 0{,}44)$$

Fig. 10 Valeurs moyennes normales et écart toléré de l'espace QT. RR ; intervalle en secondes entre deux ondes R consécutives.

2.2 Détermination de l'axe

L'axe cardiaque est l'axe électrique de la direction moyenne de l'activation ventriculaire dans le plan frontal, lorsque l'onde de dépolarisation se répand dans les ventricules. Cet axe est calculé à partir des complexes QRS dans les dérivations I, II et III. Une façon pratique de calculer cet axe est illustrée par la **figure 12.**

L'axe cardiaque normal d'un adolescent se situe entre +30° et +90° et celui d'un adulte entre −30° et +60°. Ce n'est pas l'amplitude maximale de la déflexion du QRS qui est importante dans le calcul de l'axe, mais le vecteur moyen de QRS, incluant les déflexions positives et négatives (**Fig. 11**).

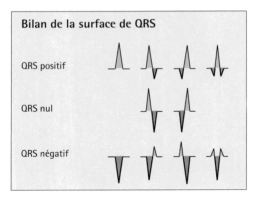

Fig. 11 Détermination de l'axe par la somme algébrique des ondes négatives et positives.

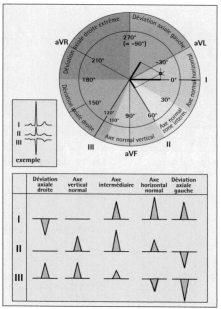

Fig. 12 Axe cardiaque et cercle de Lewis. Un exemple de calcul de l'axe
électrique du cœur à partir du cercle de Lewis. Les déflexions de QRS, en I, II et III
sont reportées **en gras** sur les diamètres correspondants, marqués I, II et III, en
tenant compte de l'amplitude et du caractère positif ou négatif de la déflexion.
Il suffit ensuite de tracer des perpendiculaires à partir de l'extrémité de ces
traits gras : ces lignes perpendiculaires se rejoignent en un point qui indique
l'axe du cœur. Dans l'exemple choisi : –30°.

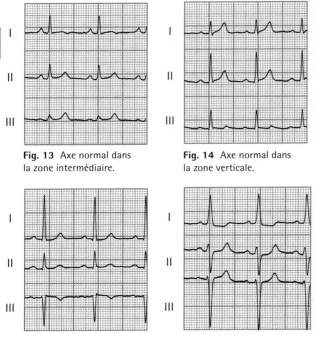

Fig. 13 Axe normal dans la zone intermédiaire.

Fig. 14 Axe normal dans la zone verticale.

Fig. 15 Axe normal dans la zone horizontale.

Fig. 16 Déviation axiale gauche.

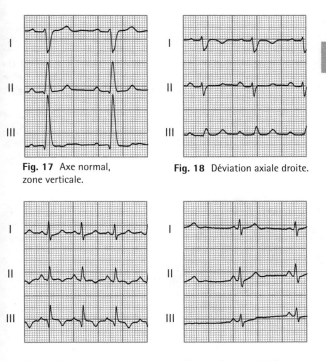

Fig. 17 Axe normal, zone verticale.

Fig. 18 Déviation axiale droite.

Fig. 19 Pattern S_1Q_3.

Fig. 20 Pattern $S_1S_2S_3$.

Un changement de l'axe du cœur peut être dû à une hypertrophie musculaire (axe vertical dans l'hypertrophie ventriculaire droite : axe horizontal dans l'hypertrophie ventriculaire gauche), à des modifications de la position du cœur ou à des troubles de conduction (par exemple, bloc de branche, bloc fasciculaire...). Un bloc fasciculaire antérieur gauche entraîne une déviation axiale gauche, un bloc fasciculaire postérieur gauche, une déviation axiale droite.

Un déplacement et une rotation du cœur dans le plan sagittal et horizontal (**Fig. 20**) s'accompagne des patterns S_1Q_3 ou $S_1S_2S_3$. Chacun de ces patterns peut traduire une surcharge ventriculaire droite.

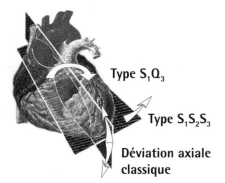

Type S_1Q_3

Type $S_1S_2S_3$

Déviation axiale classique

Fig. 21 Axe cardiaque et dérivations axiales particulières.

2.3   Interprétation de l'ECG

L'ECG doit être lu et analysé systématiquement, selon les points énumérés ci-après. Néanmoins certains de ces points demandent une connaissance plus approfondie de l'ECG. Les différents points sont mentionnés ici pour fournir une interprétation complète de l'ECG.

Voici les étapes de l'analyse d'un tracé :

1) Le rythme

La régularité du rythme est appréciée par les **intervalles RR**.

On parle de **tachycardie** lorsque la fréquence cardiaque est supérieure à 90 BPM et de **bradycardie** si elle est inférieure à 60 BPM.

Le rythme est sinusal si les **ondes P** sont régulières et positives en I et III.

2) La conduction auriculo-ventriculaire

Le temps de conduction AV, calculé à partir du début de l'onde P jusqu'au début du QRS est < 200 ms. L'**intervalle PR** est donc < 0,2 s. S'il est plus long, il s'agit d'un bloc AV.

3) L'axe

Se reporter à la **Fig. 12**.

4) Le complexe QRS

La durée du complexe QRS normal est de 100 ms. S'il est plus long, il s'agit d'un bloc de branche. Dans les dérivations précordiales, l'amplitude de l'onde R augmente d'une manière constante de V_1 à V_6. On parle de la progression de l'onde R. Une diminution d'amplitude est toute fois possible en V_5 et V_6, en raison d'une plus longue distance entre le cœur et la paroi thoracique.

Lors de l'interprétation du complexe QRS, il faut porter son attention à la présence d'ondes Q anormales et de signes d'hypertrophie cardiaque.

5) Le segment ST

Il est isoélectrique dans l'ECG normal. Une élévation peu importante du segment ST (jusqu'à 2 mV) peut se rencontrer dans des ECG normaux. Des anomalies plus importantes du segment doivent faire envisager une ischémie myocardique.

6) L'onde T

Les ondes T sont, dans la plupart des cas, positives dans les dérivations de I à III et de V_1 à V_6. Une onde T négative est le plus souvent pathologique dans les dérivations précordiales. Une onde T légèrement négative n'est toutefois pas nécessairement anormale en V_1 et III.
Chez l'enfant l'onde T peu être négative de V_1 à V_3 (NDT).

7) L'intervalle QT

La mesure de l'intervalle corrigé (QTc) peut faire soupçonner une prédisposition à des arythmies.

8) La présomption du diagnostic

A la fin de l'analyse de l'ECG, une hypothèse diagnostique peut être émise, en tenant compte de l'état clinique du patient.

Sur la page qui suit, vous trouverez une feuille **d'interprétation de l'ECG, que vous pouvez utiliser pour l'analyse des ECG de vos patients.**

Feuille d'interprétation de l'ECG

Patient
Initiales ⬚ ⬚ ⬚   Date de naissance ⌐⎍⎍⎍⎍⎍⌐   Sexe F M
Diagnostic principal :
Traitement antiarythmique : _____   Digitaline ○

Intervalles RR   Régulier ○ Oui Non

Fréquence cardiaque   ____ par minute   Tachycardie (> 90/min) ○   Bradycardie (< 50/min) ○

Ondes P
Positives en I, II, III (rythme sinusal) Oui Non
Régulières, suivies par un QRS   Oui Non — arythmie totale (fibrillation auriculaire) ○
« dents de scie » (flutter auriculaire) ○

Intervalle PR   0,12 – 0,20 s Oui Non   raccourci, < 0,12 s ○   allongé, > 0,2 s (bloc AV) ○

Déviation axiale
S₁Q₃ ○   (S₁S₂S₃) ○   Déviation axiale extrême ○
Déviation axiale gauche ○   Déviation axiale droite ○
Normal ○

Complexe QRS   Durée normale < 0,1 s Oui Non
Bloc de branche incomplet (0,10–0,12 s) ○
Bloc de branche complet (> 0,12 s) ○
Retard de la partie terminale en V₁ (> 0,03 s)← BBD ○
Retard de la partie terminale en V₆ (> 0,05 s)← BBG ○

Progression de l'onde R   Normale de V₁ – V₆ Oui Non — progression insuffisante de R en V₁ V₂ V₃ V₄ V₅ V₆ ○○○○○○

Onde Q   nettement pathologique en Non Oui — V₁ V₂ V₃ V₄ V₅ V₆ ○○○○○○ II III aVF ○○○

Signes d'hypertrophie   Non Oui — S_{V2} + R_{V5} > 3,5 mV (Sokolov gauche) ○   R_{V2} + S_{V5} > 1,05 mV (Sokolov droit) ○

Segment ST
Isoélectrique Oui Non
Sus décalage de ST en V₁ V₂ V₃ V₄ V₅ V₆ I II III aVR aVL aVF
Sous décalage de ST en V₁ V₂ V₃ V₄ V₅ V₆ I II III aVR aVL aVF
ascendant ○   horizontal ○   descendant ○

Onde T   Positive en I – III, V₁-V₄ Oui Non   négative onde T symétrique ○ préterminale ○ terminale ○

Intervalle QT   QT_C normal (0,40–0,44) Oui Non   Durée de QT ____   Durée de QT corrigé (QT_C) ____   Formule de Bazett : $\frac{QT (s)}{\sqrt{RR (s)}}$

Diagnostic de l'ECG
Normal ○   Limite ○   Pathologique ○

Signature _____   Date ⌐⎍⎍⎍ 2 0 ⎍⌐

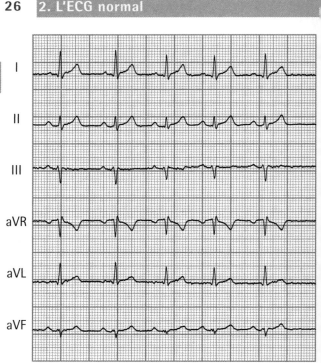

Fig. 22 ECG normal, rythme sinusal, PR < 0,2 s, QRS < 0,1 s
Axe normal horizontal.

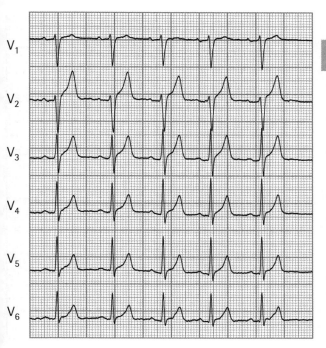

Progression normale de l'onde R, segment ST isoélectrique
(normal au-dessus de 0,2 mV en V_2), ondes T positives dans
toutes les dérivations précordiales.

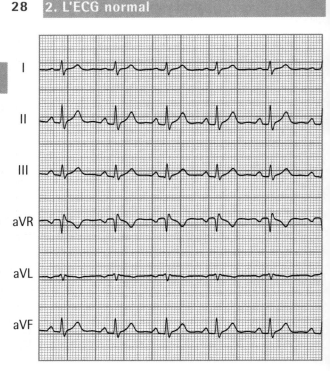

Fig. 23 ECG normal. Axe cardiaque normal, intermédiaire (+60° à +90°).

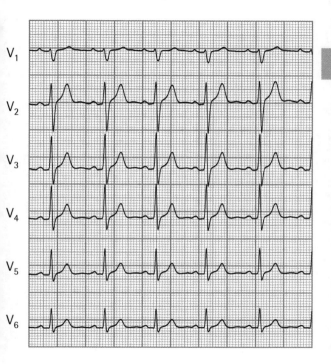

2.4 Valeurs normales de l'ECG de l'enfant

Age	Fréquence cardiaque (min⁻¹)	Axe de QRS	Espace PR (s)	Durée de QRS (s)	RV₁ (mm)	SV₁ (mm)	RV₆ (mm)	SV₆ (mm)
1 semaine	90–160	60°–180°	0,08–0,15	0,03–0,08	5–26	0–23	0–12	0–10
2–3 semaines	100–180	45°–160°	0,08–0,15	0,03–0,08	3–21	0–16	2–16	0–10
4–8 semaines	120–180	30°–135°	0,08–0,15	0,03–0,08	3–18	0–15	5–21	0–10
3–5 mois	105–185	0°–135°	0,08–0,15	0,03–0,08	3–20	0–15	6–22	0–10
6–12 mois	110–170	0°–135°	0,07–0,16	0,03–0,08	2–20	0,5–20	6–23	0–7
2 années	90–165	0°–110°	0,08–0,16	0,03–0,08	2–18	0,5–21	6–23	0–7
3–4 années	70–140	0°–110°	0,09–0,17	0,04–0,08	1–18	0,5–21	4–24	0–5
5–7 années	65–140	0°–110°	0,09–0,17	0,04–0,08	0,5–14	0,5–24	4–26	0–4
8–11 années	60–130	−15°–110°	0,09–0,17	0,04–0,09	0–14	0,5–25	4–25	0–4
12–15 années	65–130	−15°–110°	0,09–0,18	0,04–0,09	0–14	0,5–21	4–25	0–4
> 16 années	50–120	−15°–110°	0,12–0,20	0,05–0,10	0–14	0,5–23	4–21	0–4

3. Hypertrophie du cœur

3.1 Dilatation de l'oreillette droite

P-pulmonaire

Une onde P élevée, pointue > 0,2 mV, particulièrement en II, III et aVF est un signe d'hypertrophie de l'oreillette droite. L'espace PR n'est pas considérablement prolongé.

Des signes d'hypertrophie ventriculaire droite ou une déviation droite de l'axe de QRS (type S_1Q_3) sont fréquemment associés.

Etiologie

Il s'agit d'une surcharge de volume ou de pression de l'oreillette droite, par exemple dans l'insuffisance tricuspide, la communication inter-auriculaire ou l'hypertension artérielle pulmonaire.

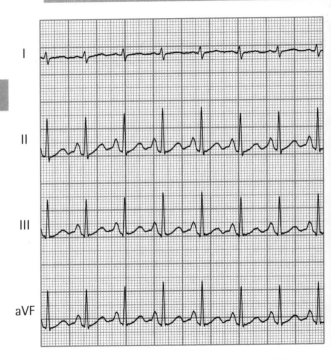

Fig. 24 P-pulmonaire. L'amplitude de l'onde P en II et III est supérieure à 0,2 mV : la durée de l'onde P est normale (< 0,1 s).

3.2   Dilatation de l'oreillette gauche

P-mitral

L'élargissement de l'onde P > 0,1 s, particulièrement en I, II et de V_1 à V_3 est un signe d'hypertrophie de l'oreillette gauche.

Une **onde P biphasique** avec une déflexion négative bien marquée en V_1 est fréquente dans l'hypertrophie ventriculaire gauche.

Causes

Une onde P-mitrale est un signe de surcharge de volume et de pression de l'oreillette gauche, par exemple dans la sténose ou l'insuffisance mitrale.

3.3 Hypertrophie ventriculaire droite

Définition

Epaississement du muscle du ventricule droit en réponse à une surcharge chronique de volume ou de pression.

ECG

L'indice de Sokolov est le plus utilisé. Il est positif, en cas d'hypertrophie ventriculaire droite :

R en V_2 + S en V_5 > 1,05 mV.

Les autres critères sont repris à la **Fig. 25**.

L'hypertrophie ventriculaire droite (HVD) est fréquemment associée à des troubles de la repolarisation de V_1 à V_3, à une déviation axiale droite (type S_1Q_3) et à un P pulmonaire.

Causes

Les causes d'une surcharge de volume ou de pression du ventricule droit sont reprises à la **Fig. 26**.

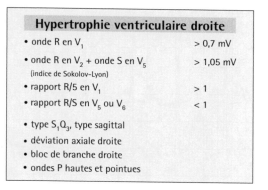

Hypertrophie ventriculaire droite

- onde R en V$_1$ > 0,7 mV
- onde R en V$_2$ + onde S en V$_5$ > 1,05 mV
  (indice de Sokolov-Lyon)
- rapport R/5 en V$_1$ > 1
- rapport R/S en V$_5$ ou V$_6$ < 1

- type S$_1$Q$_3$, type sagittal
- déviation axiale droite
- bloc de branche droite
- ondes P hautes et pointues

Fig. 25 Critères d'hypertrophie ventriculaire droite.

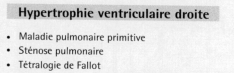

Hypertrophie ventriculaire droite

- Maladie pulmonaire primitive
- Sténose pulmonaire
- Tétralogie de Fallot
- Valvulopathie mitrale avec hypertension artérielle pulmonaire
- Apnée du sommeil
- Syndrome d'Eisenmenger
- Embolie pulmonaire

Fig. 26 Causes possibles d'hypertrophie ventriculaire droite.

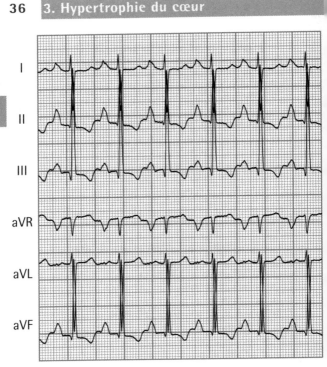

Fig. 27 Hypertrophie ventriculaire droite. L'indice de Sokolov est pathologique : R en V_2 + S en V_5 > 1,05 mV.

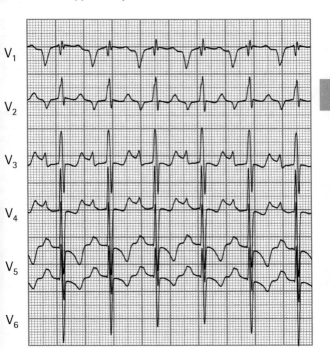

3.4 Hypertrophie ventriculaire gauche

Définition

Epaississement du muscle du ventricule gauche en réponse à une surcharge chronique de volume ou de pression (hypertension artérielle, sténose ou insuffisance aortique).

ECG

L'indice de Sokolov, de loin le plus utilisé, est positif en cas d'hypertrophie ventriculaire gauche. S en V_2 + R en V_5 > 3,5 mV.
D'autres critères sont repris à la **Figure 30**. Ces critères ne sont pas valides en présence d'un bloc de branche gauche.

Causes

Voir **Fig. 31**.

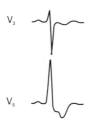

Fig. 28 Hypertrophie ventriculaire gauche.

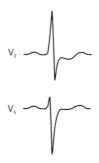

Fig. 29 Hypertrophie ventriculaire droite.

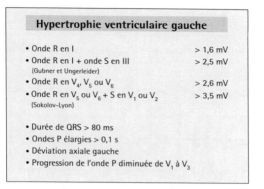

Hypertrophie ventriculaire gauche

- Onde R en I   > 1,6 mV
- Onde R en I + onde S en III   > 2,5 mV
  (Gubner et Ungerleider)
- Onde R en V_4, V_5 ou V_6 > 2,6 mV
- Onde R en V_5 ou V_6 + S en V_1 ou V_2 > 3,5 mV
  (Sokolov-Lyon)

- Durée de QRS > 80 ms
- Ondes P élargies > 0,1 s
- Déviation axiale gauche
- Progression de l'onde P diminuée de V_1 à V_3

Fig. 30 Critères ECG de l'hypertrophie ventriculaire gauche.

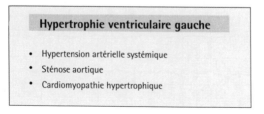

Hypertrophie ventriculaire gauche

- Hypertension artérielle systémique
- Sténose aortique
- Cardiomyopathie hypertrophique

Fig. 31 Causes possibles d'hypertrophie ventriculaire gauche.

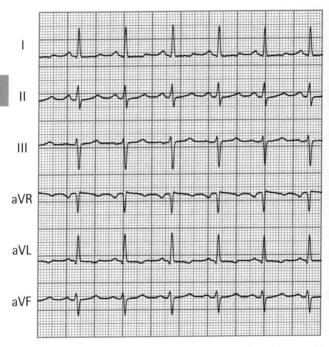

Fig. 32 Surcharge ventriculaire gauche : S en V_2 + R en V_5 > 3,5 mV. La progression de l'onde R est souvent réduite. Une déviation axiale gauche est rarement présente.

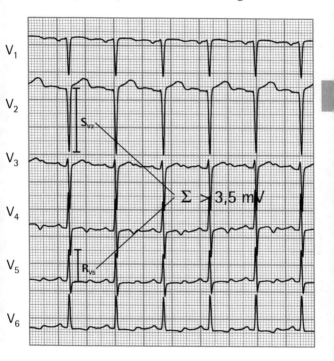

4.   Bloc de branche

4.1   Description générale

Définition
Troubles de la conduction dans le faisceau de His ou dans l'une de ses branches.

Anatomie

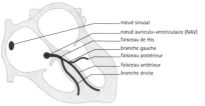

nœud sinusal
nœud auriculo-ventriculaire (NAV)
faisceau de His
branche gauche
faisceau postérieur
faisceau antérieur
branche droite

Fig. 33   Système de conduction du cœur.

Types de blocs de branche
Bloc de branche gauche complet ou incomplet,
BBG, BBD, bloc fasciculaire gauche antérieur ou postérieur,
bloc de branche fonctionnel,
bloc bi ou trifasciculaire.

ECG
Dans le bloc de branche complet, le complexe QRS est élargi > 0,12 s.
Un complexe QRS > 0,10 et < 0,12 s est un signe de bloc de branche incomplet.

Pour savoir s'il s'agit d'un bloc gauche ou droit, il faut considérer la **déflexion négative terminale**, c'est à dire la dernière déflexion négative du QRS.

La déflexion terminale négative est retardée en V_1 en cas de bloc de branche droite, en V_6 en cas de bloc de branche gauche et à la fois en V_1 et en V_6 en cas de bloc d'arborisation. Ce dernier type de bloc est rare et se rencontre uniquement dans les cardiopathies sévères.

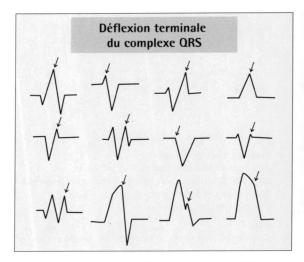

Fig. 34 Détermination de la déflexion terminale de QRS, définie comme la dernière déflexion négative du QRS.

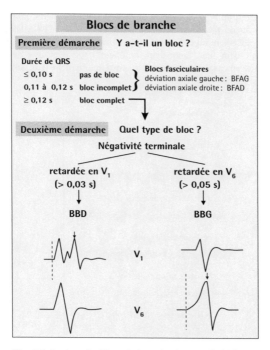

Fig. 35 Analyse des blocs de branche. Lorsque le QRS est supérieur à 0,12 s, il s'agit d'un bloc complet. Le type de bloc est déterminé par la dérivation dont la déflexion terminale est retardée.

L'interruption de l'un des deux faisceaux ventriculaires gauches au niveau du réseau de Purkinje provoque un bloc fasciculaire sans élargissement du QRS. A l'ECG, il y a une déviation axiale gauche s'il s'agit d'un bloc fasciculaire antérieur gauche et une déviation droite en cas de bloc fasciculaire postérieur gauche (**Fig. 36**).

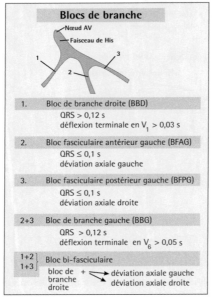

Fig. 36 Types de bloc de branches (BB).

Causes

Les causes sont détaillées dans le diagramme suivant.

Causes de	
BBG	**BBD**
Hypertension artérielle	Cardiopathies congénitales
Cardiomyopathie	(par exemple : communication inter-auriculaire)
	Maladie pulmonaire primitive
	Embolie pulmonaire
Cardiopathie ischémique	
Myocardite	

Fig. 37 Causes possibles de blocs de branche.

4.2 Bloc fasciculaire antérieur gauche

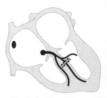

Bloc fasciculaire antérieur gauche

Définition
Bloc du faisceau antérieur
de la branche gauche (BFAG).

ECG
Déviation axiale gauche sans élargissement du QRS.
Le diagnostic est probable si l'axe de QRS est compris entre -40° et -60°.

Causes possibles
Anomalie fréquente souvent sans cardiopathie décelable.

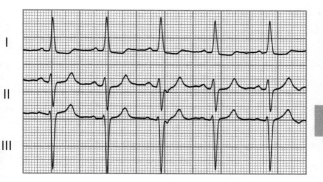

Fig. 38 Bloc fasciculaire antérieur gauche.
Déviation axiale gauche. Le complexe QRS est normal.

4.3 Bloc fasciculaire postérieur gauche

Définition
Bloc du faisceau postérieur
de la branche gauche.

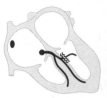

Bloc fasciculaire postérieur gauche

ECG
Déviation axiale droite sans élargissement de QRS.

Remarque
Ce diagnostic ne peut pas être posé en présence d'une surcharge
ventriculaire droite, d'un emphysème pulmonaire ou d'un infarctus
postéro-latéral.

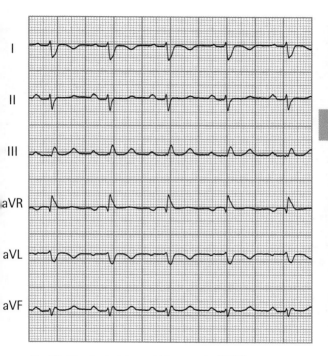

Fig. 39 Bloc fasciculaire postérieur gauche (BFPG).
Déviation axiale droite. Complexe QRS normal.

4.4 Bloc de branche gauche incomplet

Définition
Bloc incomplet de la branche gauche.

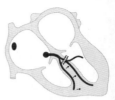

Bloc de branche gauche incomplet

ECG
QRS élargi > 0,10 s mais < 0,12 s.
L'amplitude de l'onde R est diminuée au niveau de la paroi antérieure : ce qui ne permet pas d'exclure, ni de confirmer un infarctus antérieur.

4.5 Bloc de branche gauche complet (BBGC)

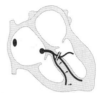

Bloc de branche gauche complet (BBGC)

Définition
Interruption totale de la conduction au niveau de la branche gauche du faisceau de His en amont de la bifurcation en deux faisceaux.

ECG
QRS élargi au delà > 0,12 s, avec retard de > 0,05 s de la négativité terminale en V_6.
Disparition complète de l'onde R au niveau de la paroi antérieure. Cela ne doit pas être interprété comme un infarctus ancien à localisation antérieure. Anomalies de la repolarisation dans les dérivations précordiales gauches avec sus décalage du segment ST.

Remarque
En présence d'un bloc de branche complet, il n'est pas possible de poser le diagnostic d'infarctus du myocarde ou d'angor instable, sauf si l'on dispose d'un tracé ancien. De même, les modifications du segment ST au cours d'une épreuve d'effort n'ont pas de valeur diagnostique en présence d'un BBGC.

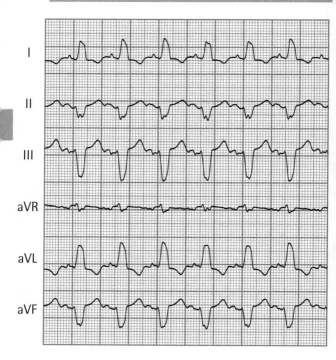

Fig. 40 Bloc de branche gauche complet. Complexe QRS > 0,12 s avec retard de la déflexion terminale > 0,05 s en V$_6$.

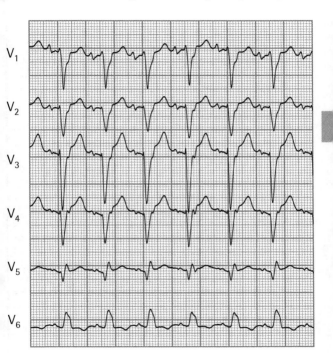

Perte des ondes R au niveau de la paroi antérieure avec troubles de la repolarisation.

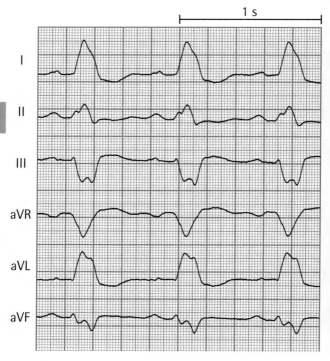

Fig. 41 Bloc de branche gauche complet. Complexe QRS > 0,12 s, déflexion terminale > 0,05 s, perte de l'onde R

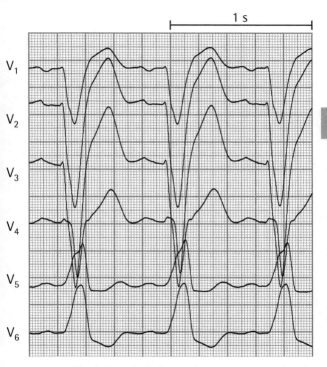

avec troubles de la repolarisation an niveau de la paroi antérieure.
Attention. Tracé enregistré à la vitesse de 50 mm/s.

4.6 Bloc de branche gauche fonctionnel

Définition
BBG intermittent.

ECG
Rythme sinusal avec élargissement intermittent du complexe QRS > 0,12 s, retard de la déflexion terminale en V_6 et perte de l'onde R dans les dérivations antérieures.

Cause
Bloc de branche gauche lié à la fréquence, par exemple au cours d'un test d'effort. Mais ce trouble peut être également lié à une coronaropathie.

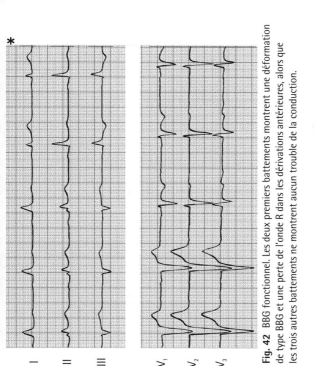

Fig. 42 BBG fonctionnel. Les deux premiers battements montrent une déformation de type BBG et une perte de l'onde R dans les dérivations antérieures, alors que les trois autres battements ne montrent aucun trouble de la conduction.

4.7 Bloc de branche incomplet droit

Définition
Interruption partielle de la conduction dans la branche droite du faisceau de His.

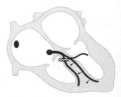

Bloc de branche incomplet droit

ECG
Elargissement du complexe QRS > 0,10 s, mais < 0,12 s, avec retard de > 0,03 s de la négativité terminale en V_1. La première onde R en V_1 est souvent plus haute que la seconde (R').

Causes
Il peut s'agir d'une variante normale chez le jeune adulte, sinon il s'agit d'un signe de surcharge ventriculaire droite (**Fig. 43**). Dans l'embolie pulmonaire aiguë, il peut y avoir un bloc de branche droit incomplet, associé à un type S_1Q_3, à une tachycardie et à des symptômes cliniques. Un ECG typique n'est présent que dans environ 20% des cas d'embolie pulmonaire.

Surcharge ventriculaire droite

Critères électrocardiographiques

- Ondes P hautes et pointues
- Déviation axiale droite
- Hypertrophie ventriculaire droite
- Bloc de branche droit incomplet
- Anomalies de ST et de T en V_1 et V_2 (critère secondaire)

Causes

- Maladie pulmonaire primitive
- Sténose pulmonaire
- Tétralogie de Fallot
- Valvulopathie mitrale avec hypertension artérielle pulmonaire
- Apnée du sommeil
- Syndrome d'Eisenmenger
- Embolie pulmonaire

Fig. 43 Surcharge ventriculaire droite.

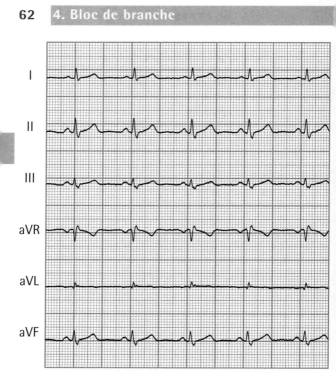

Fig. 44 Bloc de branche droite incomplet. Le complexe QRS est prolongé à 0,11 s en V_1, avec un pattern rSr'.

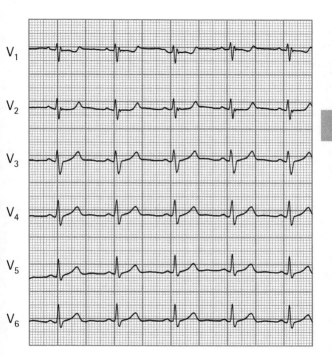

4.8 Bloc de branche droite complet

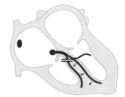

Définition
Interruption complète
de la conduction
au niveau de la branche droite
du faisceau de His.

Bloc de branche droite complet

ECG
Elargissement du complexe QRS > 0,12 s et retard de la négativité terminale > 0,03 s. Un aspect rSr' en V_1 et des troubles de la repolarisation de V_1 à V_3 sont fréquemment associés.

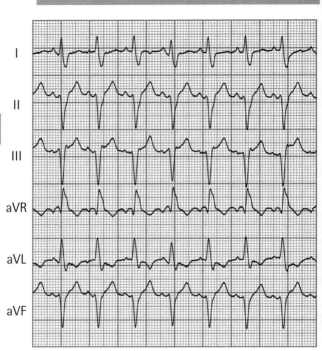

Fig. 45 Bloc complet de la branche droite. Le complexe QRS est > 0,12 s, la négativité terminale est retardée en V_1, avec des troubles de la repolarisation de V_1 à V_3.

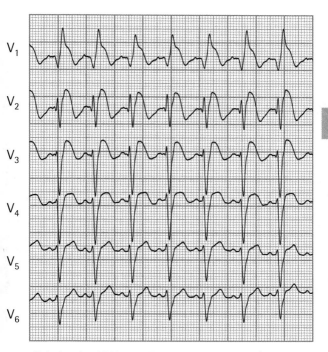

Il s'agit vraisemblablement d'un syndrome de Brugada (bloc de branche droite et sus-décalage typique du segment ST de V_1 à V_3). Risque d'arythmie ventriculaire, de syncopes et de mort subite. (NDT)

4.9 Bloc bifasciculaire

Définition

Association d'un bloc de branche
droite complet (BBDC) et
d'un bloc fasciculaire gauche
postérieur (BFGP) (**figure 46**).
Ce type d' ECG ne prouve pas
l'existence d'un bloc bifasciculaire,
mais la rend probable.

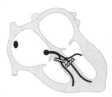

Bloc bifasciculaire

Cause

Ce type de bloc est souvent l'indice d'une maladie cardiaque sévère
sous-jacente.

Pronostic

Le pronostic de ce type de bloc est mauvais en raison de la
vulnérabilité de la branche fasciculaire qui reste fonctionnelle.
L'association d'un bloc bifasciculaire à un bloc AV du premier degré a
également un mauvais pronostic, car si le bloc devient trifasciculaire,
il y a risque d'arrêt cardiaque. S'il y a une cardiopathie sous-jacente
sévère, l'implantation d'un pacemaker risque de ne pas améliorer
considérablement le pronostic.

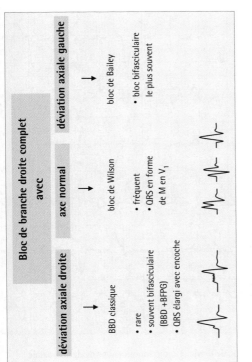

Fig. 46 Types de bloc de branche droite. Un bloc de branche droite avec déviation axiale est suggestif d'un bloc bifasciculaire.

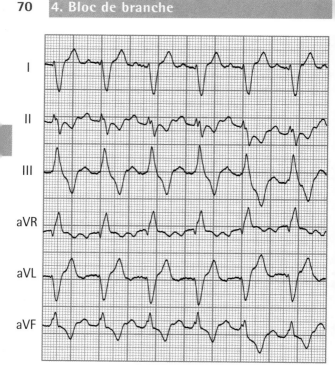

Fig. 47 Bloc de branche droit complet avec déviation axiale
droite. Il s'agit probablement d'un bloc bifasciculaire avec défaut

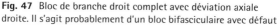

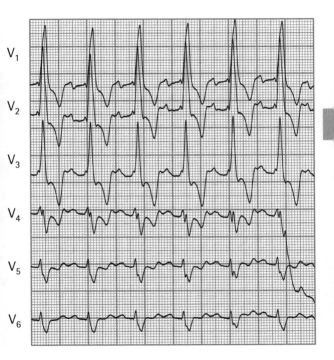

de conduction dans la branche droite et dans le faisceau postérieur gauche (BBD classique).

5.   Bloc auriculo-ventriculaire

5.1   Description générale

Définition
Troubles de conduction entre
les oreillettes et les ventricules.

Bloc AV

Classification des blocs AV
Bloc AV du premier degré. Retard
significatif de conduction (espace PR > 0,20 s).

Bloc AV du second degré. Absence intermittente de conduction.
Des complexes QRS sont manquants (toutes les ondes P ne sont pas
suivies d'un QRS).

Bloc AV du troisième degré. Interruption totale de la conduction
entre oreillettes et ventricules. Les oreillettes et les ventricules
battent indépendamment.

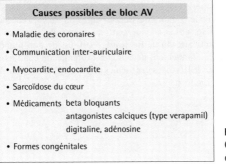

Causes possibles de bloc AV
• Maladie des coronaires
• Communication inter-auriculaire
• Myocardite, endocardite
• Sarcoïdose du cœur
• Médicaments beta bloquants   antagonistes calciques (type verapamil)   digitaline, adénosine
• Formes congénitales

Fig. 48
Causes
de bloc AV.

5.2   Bloc AV du premier degré

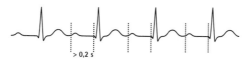

> 0,2 s

Définition
Retard de la conduction dans le nœud AV ou le faisceau de His.

ECG
L'espace PR est < 0,20 s.
Toutes les ondes P sont suivies d'un QRS.

Pronostic
Un bloc AV du premier degré ne s'accompagne pas de symptômes et n'explique pas des vertiges ou des états syncopaux. Toutefois, il peut évoluer vers un degré plus élevé de bloc. Dans ce cas, l'enregistrement d'un ECG de 24 heures ou du faisceau de His est indiqué **(Fig. 49)**. L'allongement du temps de conduction entre oreillette et faisceau de His (espace OH) est de bon pronostic. Par contre, un allongement de > 80 ms du temps de conduction entre le faisceau de His et les ventricules (espace HV) prédispose à un bloc AV du troisième degré.

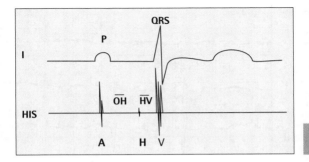

Fig. 49 Electrocardiographie du faisceau de His. Un cathéter porteur d'une électrode est placé dans le ventricule droit et retiré jusqu'à ce que le signal du faisceau de His apparaisse. L'espace PR se décompose en espace OH et HV.

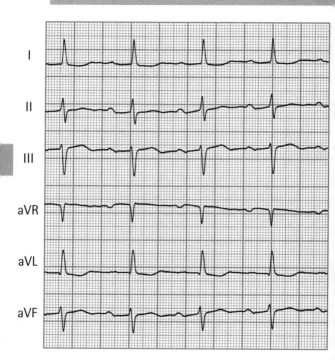

Fig. 50 Bloc AV du premier degré. L'espace PR est de 0,34 s : chaque onde P est suivie d'un complexe QRS.

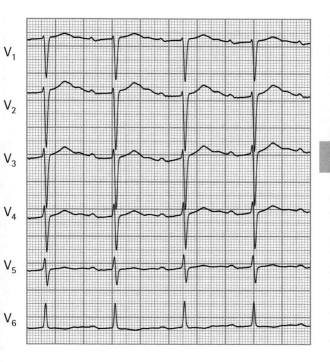

5.3 Bloc AV du second degré type Mobitz I (Wenckebach)

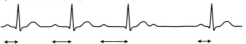

ECG

L'intervalle PR augmente de battement à battement jusqu'à ce qu'une onde P ne soit pas suivie de QRS. L'espace OH augmente tandis que l'espace RR se raccourcit. L'intervalle HV demeure normal.

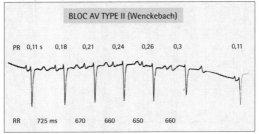

Fig. 51 Bloc AV du second degré type 1 Wenckebach. L'espace PR s'allonge progressivement tandis que l'espace RR se raccourcit, jusqu'à ce qu'une conduction n'atteigne pas le ventricule.

Pronostic

Le pronostic est bon : l'évolution vers un bloc du troisième degré est rare. Ce bloc Mobitz I peut-être une variante normale chez des sujets sains, qui ont un tonus vagal augmenté par exemple pendant le sommeil. Ce n'est pas une indication d'implantation d'un pacemaker.

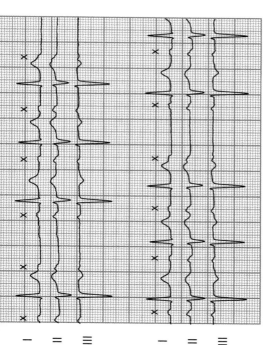

Fig. 52 Bloc AV du second degré, type I de Wenckebach. L'espace PR s'allonge progressivement, jusqu'à ce qu'une onde P ne soit plus conduite aux ventricules. Les ondes P sont marquées d'une croix (X).

5.4   Bloc AV du second degré type II de Mobitz

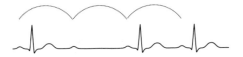

Définition

Absence intermittente de la conduction AV, avec un espace PR restant dans des limites normales.

ECG

Un complexe ventriculaire « manque » de manière intermittente tandis que l'espace PR demeure constant et normal. La cause est une prolongation de l'intervalle HV

Pronostic

La progression vers un bloc AV complet est fréquente. Dans la plupart des cas, un pacemaker doit être implanté.

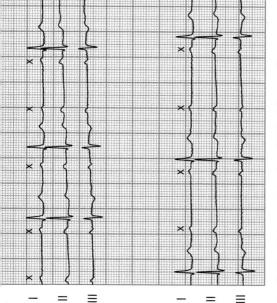

Fig. 53 Bloc AV du second degré type Mobitz II. L'espace PR est normal, mais il y a une absence intermittente de la conduction vers les ventricules. Les ondes P sont marquées d'une croix (X).

5.5 Bloc AV du troisième degré

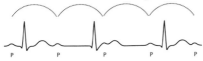

Définition
Bloc complet de la conduction AV.

ECG
Les oreillettes et les ventricules battent indépendamment. Il n'y a de
relation entre les ondes P et les complexes QRS. La conduction auriculo-
ventriculaire est absente : la dépolarisation ventriculaire est déclenchée
par un **mécanisme de relais** (page 125) qui peut être situé dans le
faisceau de His (complexes QRS étroits) ou dans le ventricule (complexes
ventriculaires semblables à un bloc de branche). Un dysfonctionnement
du mécanisme de relais (échappement ventriculaire) peut entraîner une
asystolie ventriculaire, avec persistance d'une activité auriculaire
normale (Syncope d'Adams-Stokes).

Causes
Le bloc AV complet peut être une complication d'un infarctus
postérieur (occlusion de l'artère du nœud AV) ou d'une endocardite
bactérienne (abcès du septum inter-ventriculaire) *ou encore d'une
fibrose du tissu de conduction (maladie de Lenègre) (NTD)* (**Fig. 48**)

Traitement
Il s'agit d'une indication absolue d'implantation d'un pacemaker
sauf s'il s'agit d'un bloc AV installé de longue date, avec un rythme
d'échappement stable.
Chez certains patients en fibrillation auriculaire, avec rythme
ventriculaire très rapide, on peut être amené à réaliser une ablation
du faisceau de His, par cathéter. Il en résulte un bloc AV complet
qui exige la mise en place d'un pacemaker ventriculaire.

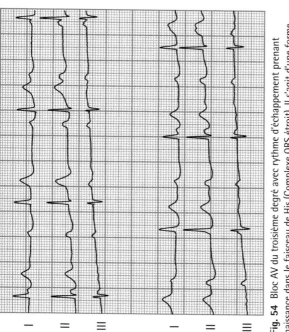
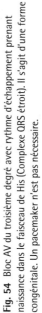

Fig. 54 Bloc AV du troisième degré avec rythme d'échappement prenant naissance dans le faisceau de His (Complexe QRS étroit). Il s'agit d'une forme congénitale. Un pacemaker n'est pas nécessaire.

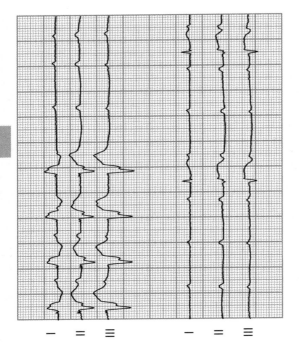

Fig. 55 Bloc AV du troisième degré. Après débranchement du pacemaker, les ondes P apparaissent, jusqu'à ce que deux complexes QRS fins traduisent la reprise d'une fonction ventriculaire, probablement à partir du faisceau de His. Le sus-décalage du segment ST en II et III, démontre que le bloc AV est la conséquence d'un infarctus myocardique aigu de localisation postérieure.

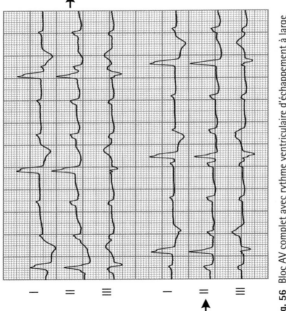

Fig. 56 Bloc AV complet avec rythme ventriculaire d'échappement à large complexe QRS.

6. Ischémie myocardique

6.1 Données de base

Les artères coronaires sont localisées sous l'épicarde, ce qui explique que la partie interne de la paroi ventriculaire et la région sous-endocardique soient très vulnérables à l'ischémie (**Fig. 57**).

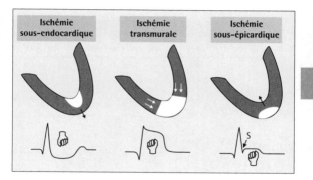

Fig. 57 Les localisations de l'ischémie myocardique. L'ischémie sous-endocardique est due à une sténose coronarienne et se traduit par une dépression du segment ST. L'ischémie trans-murale résulte d'un infarctus myocardique aigu et se caractérise par une surélévation monophasique du segment ST (onde de Pardee). L'ischémie sous épicardique peut être causée par une péricardite. Dans ce cas, la surélévation de ST prend fréquemment naissance au niveau de l'onde S.

L'ischémie sous-épicardique traduit une hypoperfusion due à une sténose coronarienne lors d'une augmentation de la demande, par exemple lors d'un effort ou d'un stress.

L'ischémie myocardique se traduit à l'ECG par une sous-dénivellation du segment ST. Un infarctus myocardique aigu entraîne une ischémie trans-murale avec élévation du segment ST (**Fig. 58**).

Localisation de l'infarctus										
	I	II	III	aVL	aVF	rV4	V2	V3	V4	V5	V6
apicale	+			+			+	+	+		
antéro-septale							+	+			
antéro-laterale	+			+						+	+
postéro-laterale			+		+					+	+
inférieure		+	+		+						
ventriculaire droite			+		+	+	(+)				

Fig. 58 Les dérivations de l'ECG (12 dérivations) permettent la localisation de l'infarctus.

La péricardite entraîne une lésion de l'épicarde et un sus-décalage du segment ST interrompant la descente de l'onde S.

Problèmes diagnostiques

Une lésion myocardique n'entraîne pas nécessairement des modifications de l'ECG. Cela dépend des dimensions et de la localisation de la zone atteinte. Environ 4% de tous les infarctus myocardiques sont dits « silencieux », c'est à dire qu'ils ne s'accompagnent pas d'anomalies de l'ECG.

La signification du terme « silencieux » est équivoque, car cela peut aussi bien signifier que l'infarctus n'est pas douloureux (NDT).

Le diagnostic ECG de l'infarctus inférieur pose parfois des difficultés diagnostiques parce qu'il n'est évident que dans les dérivations des membres. L'ECG de l'infarctus septal est également difficile à diagnostiquer parce qu'un sus-décalage du segment ST en V_1–V_2 peut se rencontrer chez des sujets normaux. Le diagnostic de l'infarctus du ventricule droit requiert l'enregistrement de dérivations précordiales droites V4d (à droite du sternum).

6.2   Ischémie dans la maladie coronaire

Tableau clinique

On parle de sténose coronaire significative lorsque le rétrécissement de la lumière de l'artère est évalué à > 75%. Ce degré de sténose peut entraîner une douleur angineuse, particulièrement au cours de l'activité physique ou par temps froid. L'ischémie myocardique peut aussi être non symptomatique ou « silencieuse ».

ECG

L'ischémie sous endocardique typique se traduit par un sous-décalage horizontal ou descendant dans les dérivations correspondant au territoire concerné. Un sous décalage ascendant n'est pathologique que s'il dépasse > 0,1 mV.

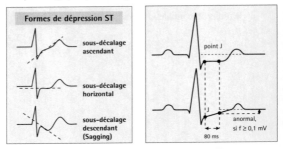

Fig. 59 Les formes de sous-décalage du segment ST. Le sous-décalage ascendant est normal, notamment au cours d'un effort physique important. Le sous-décalage horizontal ou descendant est caractéristique d'ischémie.
Fig. 60 Point J.

Le sous-décalage ascendant de ST est considéré comme anormal s'il est encore > 0,1 mV, 80 millisecondes après le point J (**Fig. 60**).

Un sous-décalage ascendant de ST est normal au cours d'une activité importante, comme lors d'un test d'effort. Ce point est important dans l'interprétation des épreuves d'effort. Lors de la récupération après l'effort le sous-décalage disparaît en quelques minutes.

L'angor de Prinzmetal, lié à un spasme d'une artère coronaire, peut entraîner une ischémie trans-murale avec élévation temporaire du segment ST (**Fig. 61**).

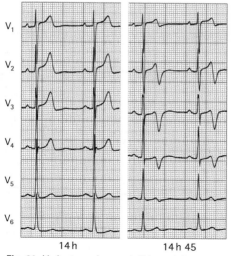

Fig. 61 Variante angineuse de Prinzmetal.

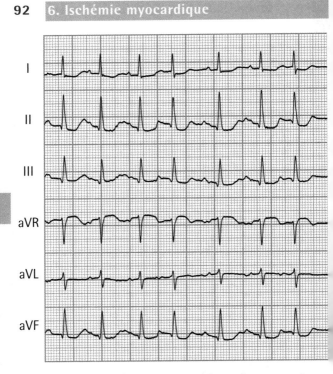

Fig. 62 Sous décalage de ST au cours d'un syndrome coronarien aigu, avec tachycardie sinusale. Le 4ème battement est une extrasystole auriculaire. Le sous-décalage atteint 0,3 mV de V_4 à V_6.

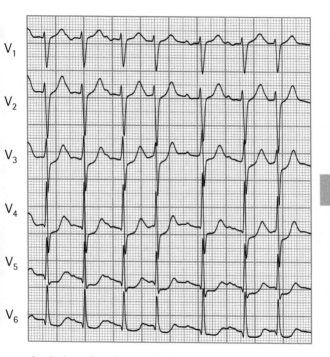

La douleur disparaît et le tracé ECG se normalise après deux bouffées de Nitroglycérine.

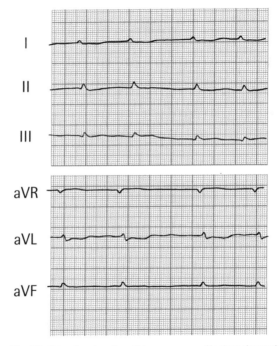

Fig. 63 Crise d'angine de poitrine avec sous-décalage descendant de ST en V_3 et V_4.

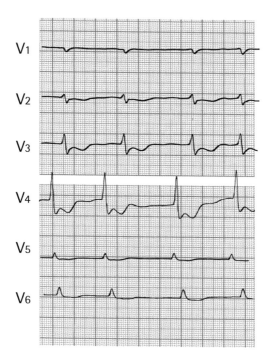

6.3 Infarctus du myocarde

Définition

Un infarctus du myocarde est une ischémie trans-murale causée par l'occlusion d'une artère coronaire. L'infarctus provoque une cascade de modifications de l'ECG (**Fig. 64**).

Stade	Durée	ECG	Critères
Stade initial	quelques minutes		Ondes T positives élevées
Stade I	jusqu'à 6 heures		Sus-décalage du segment ST Onde R normale
Stade intermédiaire	au-delà de 6 heures		Sus-décalage de ST inversion de l'onde T diminution de l'onde R onde Q de nécrose
Stade II	plusieurs jours		Onde Q de nécrose Inversion de l'onde T Normalisation du ST
Stade III	résiduel		Persistance de l'onde Q Perte de l'onde R Normalisation de l'onde T

Fig. 64 Les stades de l'infarctus myocardique.

ECG

La grande onde T positive est un **stade précoce**, très court et rarement observé.

Au stade 1, il y a une surélévation de ST ; l'onde R est normale et il peut encore y avoir une onde T positive. A ce stade, les enzymes cardiaques, CK et CK-MB sont encore normales. Et on peut envisager une désocclusion (thrombolyse ou angioplastie percutanée primaire.)

Au stade intermédiaire, la surélévation de ST et l'amplitude de l'onde R diminuent. Une onde Q apparaît et l'onde T s'inverse.

Au stade III, l'onde Q s'approfondit : l'onde R tend à disparaître.

Dans un **infarctus antérieur ancien (Stade III),** la perte de l'onde R dans les dérivations antérieures permet d'évaluer l'étendue de la nécrose. L'onde T redevient positive et la sus-dénivellation de ST s'efface. La persistance d'un segment ST sus-décalé et d'une onde T négative suggère un anévrysme ventriculaire.

Dans un **infarctus postérieur ancien,** l'onde Q est élargie **(Fig. 65)** dans les dérivations **II, III et aVF.** Les causes possibles d'ondes Q sont énumérées à la **Fig. 66.**

Il est toutefois possible qu'au stade III d'un infarctus postérieur ancien, l'ECG redevienne normal, la séquelle de la nécrose étant devenue électriquement « silencieuse » Dans ce cas, à l'échocardiographie et à la ventriculographie, la dynamique du ventricule est anormale et la scintigraphie confirme le déficit de perfusion.

Localisation

L'étendue de l'ischémie est évaluée par les modifications observées dans les dérivations ECG correspondant à la zone de nécrose **(Fig. 58).**

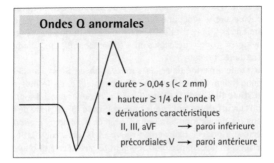

Fig. 65 Caractéristiques des ondes Q liées à l'infarctus.

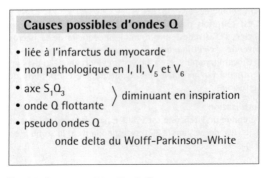

Fig. 66 Causes possibles d'onde Q.

Un sous décalage du segment ST dans la dérivation « en miroir » est un argument en faveur d'un infarctus aigu (**Fig. 67**).

Un sus-décalage au niveau de la paroi antérieure est associé à un sous-décalage au niveau de la paroi postérieure et vice versa. Ces modifications « en miroir » disparaissent dans les heures qui suivent l'infarctus.

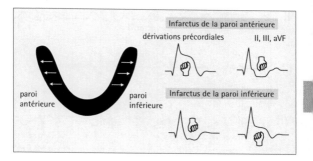

Fig. 67 Infarctus myocardique aigu : dérivations avec images directes et en miroir. Une surélévation au niveau de la paroi antérieure s'accompagne d'une sous-dénivellation au niveau de la paroi postérieure.

Les diagnostics différentiels les plus importants

Péricardite aiguë (page 223)

Infarctus myocardique sous-endocardique antérieur (infarctus sans onde Q) (page 115)

Cardiomyopathie hypertrophique (obstructive) (page 233)

Hypertrophie ventriculaire gauche sévère (page 38)

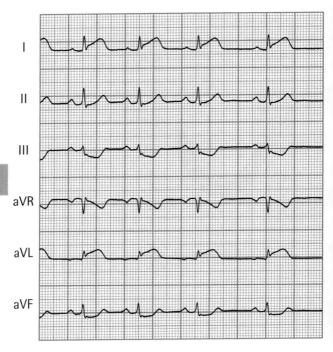

Fig. 68 Infarctus myocardique antérieur aigu. Elévation de ST en I, aVL et de V_1 à V_4 et sous-décalage en miroir en II, III, aVF et V_6.

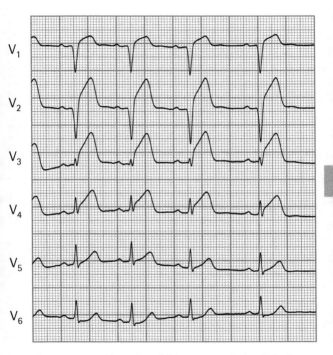

La coronarographie a mis en évidence une occlusion de l'artère inter-ventriculaire antérieure.

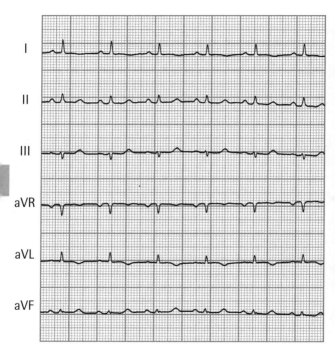

Fig. 69 Infarctus myocardique antérieur aigu au stade intermédiaire : apparition des ondes Q et d'une inversion

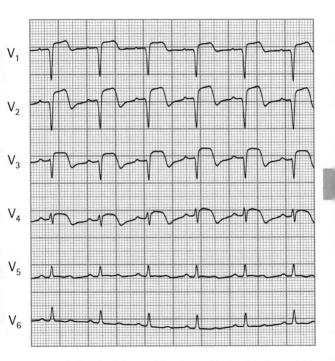

des ondes T. Il s'agit du tracé du même patient qu'à la **figure 68** le lendemain.

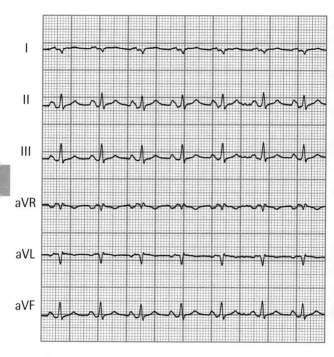

Fig. 70 Même patient qu'aux **Fig. 68** et **69** :
Infarctus myocardique antérieur aigu au stade final.

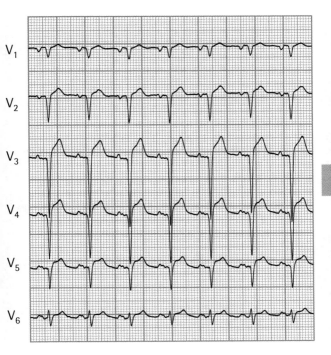

Perte des ondes R dans les dérivations précordiales antérieures.

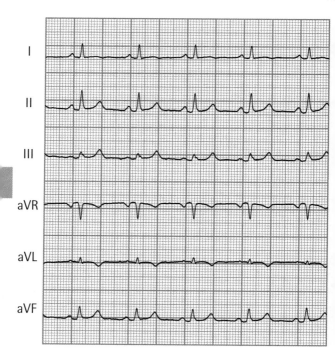

Fig. 71 Infarctus myocardique antérieur aigu au stade intermédiaire. Perte des ondes R dans les dérivations précordiales

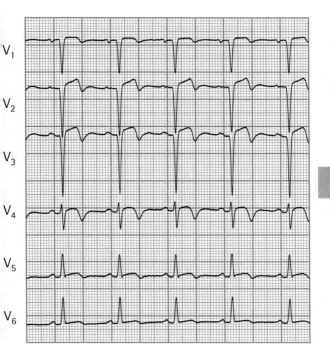

antérieures, ondes Q profondes, surélévation de ST et inversion des ondes T.

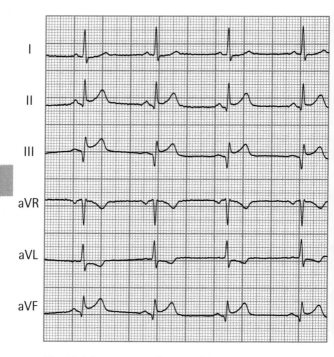

Fig. 72 Infarctus myocardique postérieur aigu au stade I, sus décalage de ST en II, III et aVF. Les ondes T sont encore positives.

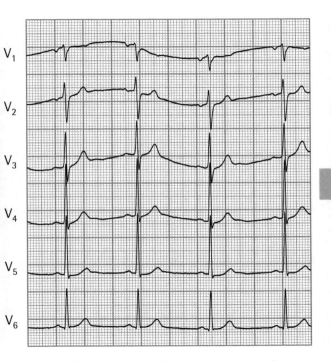

Les ondes Q dans ces mêmes dérivations suggèrent un infarctus postérieur ancien au stade III.

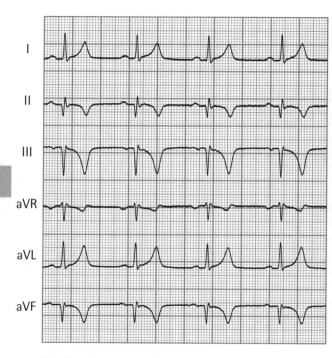

Fig. 73 Infarctus myocardique postérieur au stade II.
Après la disparition du sus-décalage des segments ST.

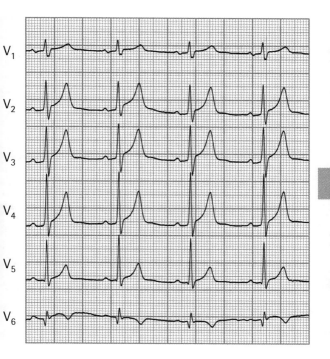

Des ondes Q et des ondes T négatives sont apparues en II, III et aVF.

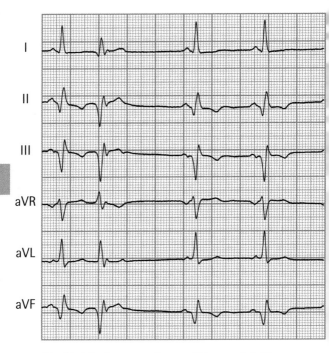

Fig. 74 Infarctus myocardique postérieur au stade III avec des ondes Q en II, III et aVF.

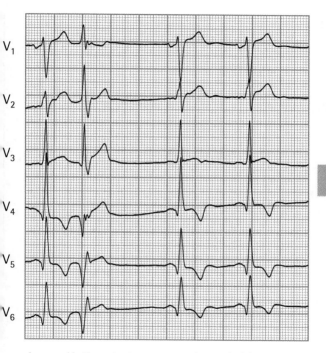

Le second battement est une extrasystole ventriculaire.

.4 Infarctus myocardique sans onde Q

Définition

Infarctus sous endocardique de la paroi antérieure. Une forme particulière d'infarctus antérieur aigu.

ECG

Inversion des ondes T dans les dérivations précordiales antérieures, sans élévation de ST, sans perte des ondes R et sans apparition d'ondes. Q.

Pronostic

Il n'est guère différent du pronostic d'un infarctus antérieur transmural.

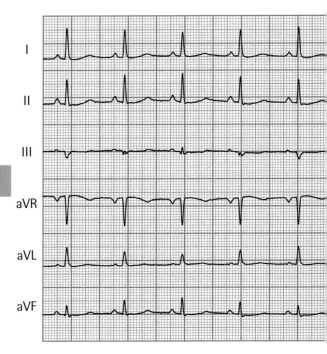

Fig. 75 Infarctus sans onde Q de la paroi antérieure. Ondes T inversées dans les précordiales antérieures, pas d'élévation

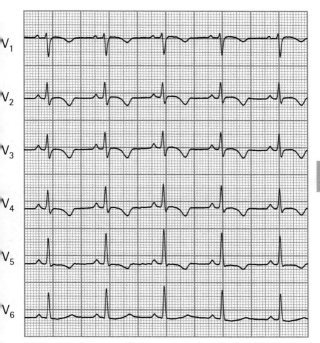

du segment ST, progression normale de l'amplitude des ondes R.
Le patient avait des douleurs angineuses. Les enzymes cardiaques
étaient élevées.

6.5 Test d'effort

Définition

Mise en évidence d'une ischémie myocardique liée à l'effort physique.

Protocole standard de l'effort

Pour atteindre une bonne valeur diagnostique, le patient doit effectuer l'effort maximal dont il est capable. L'importance de l'effort est déterminée par la fréquence cardiaque maximale compte tenu de l'âge (200-l'âge en années) et la charge maximale (en watt) que l'on peut trouver dans une table.

En cas d'infarctus récent, un protocole d'effort sous-maximal est utilisé.

Age	Fréquence cardiaque max (min^{-1})	85 % de la fréquence cardiaque max (min^{-1})	Charge max homme 1,73 m^2 de surface corporelle	Charge max femme 1,73 m^2 de surface corporelle
20–29	195	170	170	140
30–39	189	160	140	120
40–49	182	150	110	110
50–59	170	140	100	90
60–69	162	130	80	80
70–80	145	120	50	50

Le protocole de l'effort doit être adapté au but diagnostique.

Pour l'évaluation de la maladie coronarienne, un effort en trois paliers, de trois minutes, permet d'atteindre la charge maximale en watts, adaptée à l'âge. *Un protocole fréquent est constitué de paliers de 20 watts d'une durée de 1 à 2 minutes jusqu'à l'effort maximal basé sur la charge ou la fréquence cardiaque, sauf survenue d'un critère d'arrêt (NDT)* (Voir page 123). Un effort plus prolongé est utile lors de tests d'endurance.

Valeur diagnostique

Un sous-décalage ascendant du segment ST se rencontre chez des sujets normaux, lors d'un effort important avec tachycardie.

Les critères électrocardiographiques de l'ischémie myocardique sont résumés à la **page 78**. Les plus fréquents sont la dépression horizontale ou descendante du segment ST.

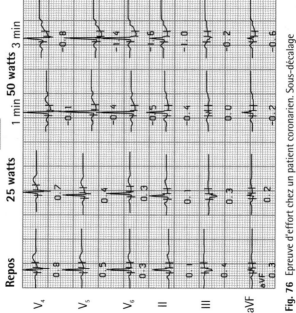

Fig. 76 Epreuve d'effort chez un patient coronarien. Sous-décalage progressif du segment ST.

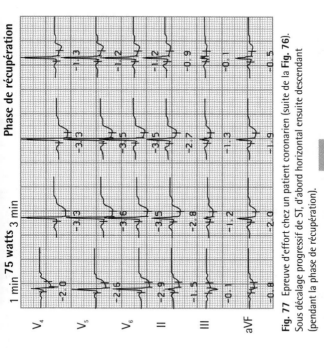

Fig. 77 Epreuve d'effort chez un patient coronarien (suite de la **Fig. 76**). Sous décalage progressif de ST, d'abord horizontal ensuite descendant (pendant la phase de récupération).

Epreuve d'effort : critères diagnostiques d'une cardiopathie ischémique

- sous-décalage de ST horizontal ou descendant ≥ 0,2 mV
- sous-décalage ascendant de ST, si ce sous-décalage est encore présent et ≥ à 0,1 mV à 80 ms du point J
- sus-décalage de ST dans des dérivations sans onde Q significative
- angor typique induit par l'effort
- arythmie induite par l'effort

Fig. 78 Epreuve d'effort. Signes suggestifs de cardiopathie ischémique.

Indication

La valeur diagnostique d'un test d'effort dépend de la prévalence de la maladie coronarienne chez le patient testé. Plus la prévalence est élevée, plus haute est la valeur prédictive de l'effort (Théorème de Bayes). Il est peu utile de tester des patients non symptomatiques, car la prévalence est trop faible dans ce groupe. Chez la femme, la basse prévalence de la maladie coronarienne, explique un plus grand nombre de faux positifs, notamment des ECG avec sous-décalages horizontaux ou descendants. La coronarographie est fréquemment normale chez ces patientes.

L'épreuve d'effort avec scintigraphie myocardique, si elle est jugée nécessaire, permet de confirmer ces faux positifs (NDT).

L'indication classique de l'épreuve d'effort diagnostique est une **douleur thoracique atypique chez un homme de plus de 40 ans.** **Par contre,** en cas d'angor ou de douleur thoracique typique, il convient de demander une coronarographie, même si l'ECG est normal.

Complications

Bien que les complications soient rares lors d'une épreuve d'effort, il est important de tenir compte des contre-indications (**Fig. 80**) et des critères d'arrêt de l'épreuve (**Fig. 79**). *En outre, il faut déconseiller de réaliser des épreuves d'effort ailleurs que dans un hôpital ou, tout au moins, sans la possibilité d'intervention immédiate d'une équipe de réanimation (NDT).*

Critères d'arrêt d'une épreuve d'effort

- douleur angineuse progressive
- sous-décalage horizontal ou descendant du segment ST $\geq$ à 0,2 mV
- sus-décalage du segment ST dans les dérivations sans relation avec un infarctus
- diminution ou absence d'élévation de la pression artérielle
- pression artérielle systolique > 250 mmHg, pression artérielle diastolique > 130 mmHg
- arythmie sévère

Fig. 79 Critères d'arrêt de l'épreuve d'effort.

Contre indications de l'épreuve d'effort

- angine de poitrine instable
- moins de deux semaines après un infarctus myocardique
- sténose aortique sévère
- hypertension artérielle non traitée, si la pression systolique est > 220 mmHg et/ou si la diastolique est >120 mmHg

- myocardite ou péricardite aiguë
- décompensation cardiaque
- arythmie sévère
- risque de thrombo-embolie

Fig. 80 Contre-indications de l'épreuve d'effort.

7. Brady-arythmies

7.1 Rythmes d'échappement

Pathophysiologie

Si le nœud SA ne se dépolarise pas ou si l'onde de dépolarisation est bloquée, la fonction de pacemaker est assurée par un site secondaire qui a une fréquence de stimulation plus basse que le nœud sinusal.

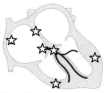

(Potential) secondary sites

Ces rythmes lents provenant d'un site secondaire de dépolarisation sont appelé rythmes d'échappement *(ce sont en fait des rythmes de secours) (NDT)*.

Formes

Si le nœud SA ne se dépolarise pas, le relais est assuré par le **nœud AV** (rythme d'échappement jonctionnel) qui initie une dépolarisation plus lente au rythme de 40 à 60 battements par minute. En cas de bloc auriculo-ventriculaire du troisième degré, le rythme d'échappement peut prendre son origine au niveau du **faisceau de His**. Dans ce cas, le complexe QRS n'est pas élargi, bien que la dépolarisation prenne naissance au niveau ventriculaire (**Fig. 54**).

A la **fig. 56**, le bloc AV du troisième degré est relayé par un rythme lent avec des complexes QRS larges.

La **Fig. 81** montre **un rythme d'échappement auriculaire**.

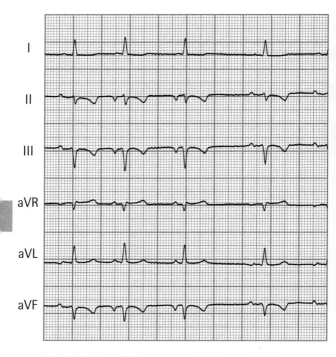

Fig. 81 Rythme d'échappement auriculaire, ondes P négatives en II et III. Le quatrième complexe est d'origine sinusale avec

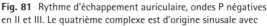

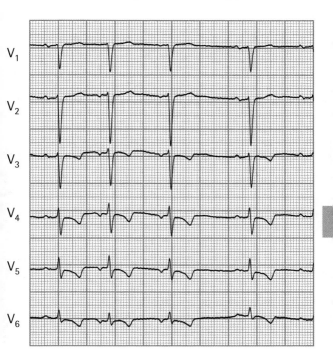

une onde P positive en II et III.

7.2 Rythmes d'échappement jonctionnel

Pathophysiologie

En cas de défaillance du nœud SA, un rythme issu du nœud AV peut prendre le relais.

Le nœud AV peut également déclencher la dépolarisation chez des sujets normaux par exemple pendant le sommeil.

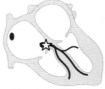

Rythme du nœud AV

Parfois le rythme est dit parasystolique, lorsque la dépolarisation est issue simultanément de deux sites, émettant quasi à la même fréquence. Dans ces cas, le rythme sinusal peut se transformer en rythme jonctionnel (rythme du nœud AV) et vice et versa (dissociation auriculo-ventriculaire). Un traitement n'est pas nécessaire.

Types de rythmes d'échappement jonctionnels (Fig. 82)

1) Rythme jonctionnel supérieur

Les oreillettes sont dépolarisées par voie rétrograde à partir de la partie supérieure du nœud AV : dès lors les ondes P sont négatives en I, II, III et aVF. L'espace PR peut être raccourci.

2) Rythme jonctionnel central

La dépolarisation prend origine dans la partie moyenne du nœud AV. Dès lors, oreillettes et ventricules sont dépolarisés en même temps. L'onde P est masquée par les complexes QRS (**Fig. 83**).

3) Rythme jonctionnel inférieur

Le site de dépolarisation est localisé dans la partie basse du nœud AV, qui est voisine du faisceau de His. Les oreillettes sont dépolarisées après les ventricules : l'onde P suit le complexe QRS : elle est négative en I, II et III, puisque la dépolarisation est rétrograde (**Fig. 84**).

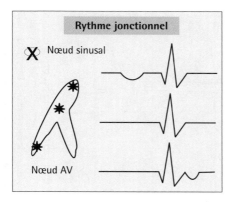

Fig. 82 Les rythmes jonctionnels. En cas d'origine nodale supérieure, les ondes P sont négatives et précèdent le QRS. L'espace PR peut être raccourci. En cas d'origine nodale moyenne, l'onde P est cachée dans le complexe QRS. L'origine basse se traduit par des ondes P négatives, suivant le QRS.

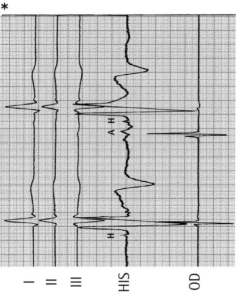

Fig. 83 Rythme jonctionnel central (premier battement) comparé au rythme sinusal (deuxième battement). L'onde P du premier battement, enregistrée dans l'oreillette droite (OD), est englobée dans le complexe QRS. Dans l'ECG enregistré au niveau du faisceau de His, l'onde auriculaire ne peut pas être identifiée. En rythme sinusal (second battement), l'onde auriculaire A est en position normale devant le complexe QRS.

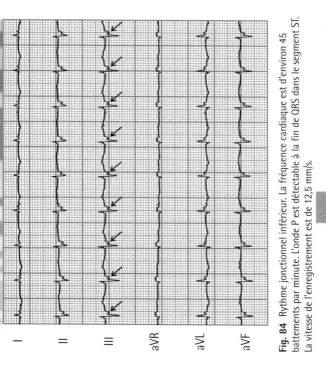

Fig. 84 Rythme jonctionnel inférieur. La fréquence cardiaque est d'environ 45 battements par minute. L'onde P est détectable à la fin de QRS dans le segment ST. La vitesse de l'enregistrement est de 12,5 mm/s.

7.3 Bloc sino-auriculaire

Définition
Le bloc sino-auriculaire est dû,
soit à une défaillance du nœud SA,
soit à un défaut de conduction
entre le nœud SA et l'oreillette.
Il en résulte une perte
de la repolarisation auriculaire
et un arrêt sinusal jusqu'à ce que
le mécanisme d'échappement prenne le relais.

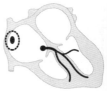

Bloc SA

Bloc sino-auriculaire du premier degré
Prolongation de la conduction sino-auriculaire non visible sur l'ECG standard.

Bloc sino-auriculaire du second degré
type 1, Wenckebach

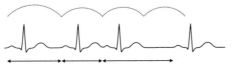

Allongement progressif de la conduction sino-auriculaire jusqu' interruption de la conduction.
L'espace PR est constant, alors que l'espace PP se raccourcit jusqu' ce qu'une interruption survienne avec un espace plus court qu deux intervalles PP.

Bloc sino-auriculaire du second degré
type Mobitz II

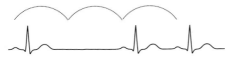

Il se traduit par des pauses sinusales dont la durée est un multiple de l'intervalle sinusal. Un bloc 2:1 ne peut pas être distingué d'une bradycardie sinusale.

Bloc sino-auriculaire du troisième degré

La conduction sino-auriculaire est totalement interrompue entraînant un arrêt cardiaque suivi d'un rythme d'échappement jonctionnel ou ventriculaire.

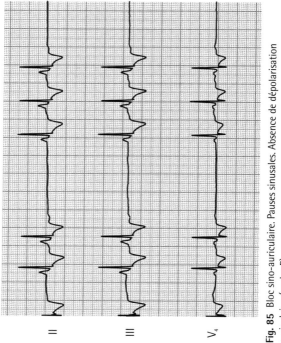

II

III

V₄

Fig. 85 Bloc sino-auriculaire. Pauses sinusales. Absence de dépolarisation auriculaire (ondes P).

.4   Bradycardie réflexe

Tableau clinique

La bradycardie réflexe peut être responsable de syncopes.

Syncopes cardiaques

• Syncope réflexe
  – syncope neurogène
  – syndrome d'hypersensibilité du sinus carotidien
  – syncope réflexe associée à la miction,
    la déglutition, la toux, la douleur, la défécation
• Syncope orthostatique
• Syncope due à une arythmie
• Syncope due à un obstacle mécanique
    sténose aortique, myxome, tamponnade cardiaque,
    embolie pulmonaire...

Fig. 86 Classification des syncopes cardiaques.

1) Syndrome du sinus carotidien

Définition

Une stimulation d'un sinus carotidien hypersensible provoque une bradycardie, parfois un arrêt sinusal et une hypotension.

Pathophysiologie

Le chemin réflexe du syndrome du sinus carotidien est illustré à la **Fig. 87**. La pression sur le sinus carotidien ou une rotation spontanée de la tête peuvent entraîner une bradycardie et un bloc, y compris un bloc du troisième degré, par activation réflexe du nerf vague. Une vasodilatation, responsable d'une hypotension, peut être associée.

Le diagnostic d'un syndrome du sinus carotidien ne peut être posé que si l'arrêt sinusal dure plus de 6 secondes et si les symptômes cliniques sont déclenchés par un stimulus comme par exemple, une syncope, après une ample rotation de la tête.

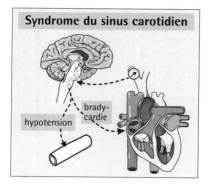

Fig. 87 Les impulsions partant du glomus carotidien peuvent provoquer une bradycardie et une vasodilatation par stimulation réflexe du nerf vague.

Diagnostic

Si l'on suspecte un sinus carotidien hypersensible, le massage doit être pratiqué en position couchée, en présence d'un médecin : il faut disposer d'une voie d'accès veineuse et d'atropine et d'adrénaline à portée de main.

(*Il faut également s'assurer que le patient n'a pas de sténose carotidienne*) *(NDT).*

Massage du sinus carotidien

Le massage du sinus carotidien (**Fig. 88**) est également utilisé pour le diagnostic et le traitement d'un accès de tachycardie supra-ventriculaire (voir également page 152).

Dans ce cas, il n'y a pas de risque de bradycardie symptomatique (**Fig. 89**).

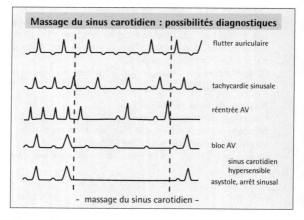

Fig. 88 Massage du sinus carotidien, possibilités diagnostiques.
En rythme sinusal régulier, le massage du sinus carotidien peut être utilisé pour le diagnostic d'un syndrome du sinus carotidien, avec prudence car cette manœuvre peut être dangereuse.
Le massage peut également être utile au diagnostic du flutter auriculaire et au traitement d'une tachycardie supra-ventriculaire ou due à un WPW.

Traitement

En cas de vasodilatation réflexe importante, l'implantation d'un pacemaker peut ne pas être efficace.

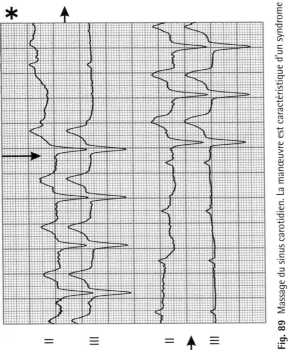

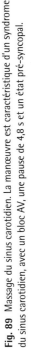

Fig. 89 Massage du sinus carotidien. La manœuvre est caractéristique d'un syndrome du sinus carotidien, avec un bloc AV, une pause de 4,8 s et un état pré-syncopal.

2) Syncope neuro-cardiogénique

Physiopathologie

Cette syncope est provoquée par la stimulation de récepteurs mécaniques situés dans le ventricule gauche (**Fig. 90**). Le résultat en est une bradycardie et une vasodilatation périphérique avec hypotension.

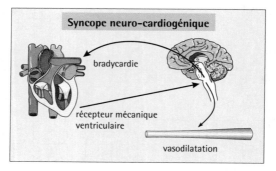

Fig. 90 Syncope neuro-cardiogénique. La stimulation de récepteurs mécaniques ventriculaires entraîne une réponse réflexe avec bradycardie et hypotension.

Diagnostic

Un test d'inclinaison est utile. Après une longue période en position verticale, une syncope peut être parfois provoquée par l'isoprénaline 1-5 mg/min (**Fig. 91**) ou par la nitroglycérine sublinguale.

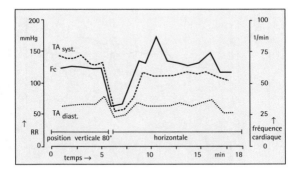

Fig. 91 Test d'inclinaison avec 2 mcg/minute d'isoprotérénol. Après 5 minutes en position verticale, le patient ressent des vertiges et un état pré-syncopal. La fréquence cardiaque et les pressions systolique et diastolique s'effondrent. Les symptômes disparaissent rapidement lorsque le patient est ramené en position horizontale.

Traitement

L'implantation d'un pacemaker est souvent inefficace ; les épisodes syncopaux persistent. Paradoxalement, la médication de choix est un bétabloquant, parce que son action inotrope négative freine les récepteurs ventriculaires hypersensibles **(Fig. 92)**. De même, la disopyramide peut être utilisée pour son action inotrope négative.

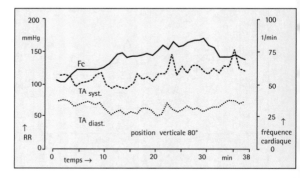

Fig. 92 Test d'inclinaison avec isoprotérérénol (4 mcg/min). Après administration préalable d'un bétabloquant, la réponse est très amoindrie (même patient qu'à la **Fig. 91**).

7.5 Fibrillation auriculaire avec bradycardie

Définition

Fréquence auriculaire de > 300/min, totalement arythmique, et fréquence ventriculaire < 40 battements/min (bradycardie). On l'appelle également fibrillation auriculaire lente ou fibrillation auriculaire avec réponse ventriculaire

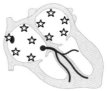

Fibrillation auriculaire

lente (voir également la fibrillation auriculaire avec réponse ventriculaire rapide, page 156).

ECG

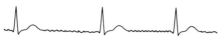

Absence d'ondes P, ligne isoélectrique irrégulière, bradycardie (< 40 battements par min) et arythmie complète.

Cause

Le plus souvent dans des cardiopathies sévères ou dans la maladie du sinus (page 188).

Traitement

Avant d'envisager le placement d'un pacemaker, les médicaments susceptibles de retarder la conduction auriculo-ventriculaire doivent être arrêtés (bétabloquants, antagonistes calciques type vérapamil, digitaliques).
Les interventions proposées voir **Fig. 102**.

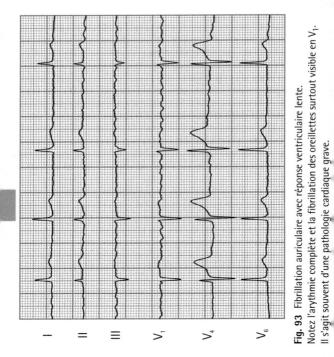

I

II

III

V₁

V₄

V₆

Fig. 93 Fibrillation auriculaire avec réponse ventriculaire lente.
Notez l'arythmie complète et la fibrillation des oreillettes surtout visible en V_1.
Il s'agit souvent d'une pathologie cardiaque grave.

7.6 Pacemakers anti-bradycardie

Général

Un pacemaker est indiqué en cas de bradycardie symptomatique.

Les appareils les plus simples sont des systèmes soit à chambre unique (stimulation auriculaire ou ventriculaire), soit à chambre double (stimulation auriculaire ou ventriculaire à la demande).

La fonction du pacemaker cardiaque est habituellement basée sur la demande. La fonction de détection (sensing) est utilisée pour déterminer si l'activité et la fréquence cardiaques sont normales. S'il en est ainsi, le pacemaker est inhibé : dans le cas contraire il prend la commande et envoie des impulsions.

Les pacemakers récents sont capables d'adapter la fréquence de leurs impulsions en fonction de l'activité cardiaque. Mais de toute manière, la fréquence de stimulation maximale est limitée.

Le code des pacemakers

La première lettre du code désigne la chambre qui est stimulée (V = ventricule, A = oreillette ou atrium, D = oreillette et ventricule).

La seconde lettre désigne la chambre qui détecte (mêmes lettres que pour les chambres de stimulation).

La troisième lettre, celle du mode de réponse du pacemaker.

Exemple : si la seconde lettre du code est D, cela signifie que le pacemaker assure le monitoring de l'oreillette et du ventricule (voir également la **Fig. 96**).

Dysfonctionnements

Des défauts de stimulation (pacing) ou de détection (sensing) peuvent survenir.

Outre ces défauts, des tachycardies peuvent être déclenchées par un pacemaker du type double chambre.

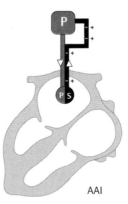

AAI

Fig. 94 Types de pacemaker cardiaques

Les figures qui suivent montrent les différents types de pacemakers. Les lignes S/noires représentent le circuit de détection, les lignes P/rouges le circuit de stimulation. Les signes + et – indiquent les impulsions d'inhibition ou de stimulation dans le circuit de détection, dépendant de l'activité cardiaque intrinsèque.

AAI : Stimulation auriculaire à la demande, inhibée par le circuit de détection dans l'oreillette.

Si le circuit de détection, perçoit une activité propre dans l'oreillette, il ne transmettra aucun influx (-) et, par conséquent aucun influx ne sera envoyé dans le circuit de stimulation.

Par contre, si aucune activité propre n'est détectée dans l'oreillette, un influx positif sera envoyé par le circuit de détection. Ce signal activera le circuit de stimulation, qui enverra une impulsion à l'oreillette.

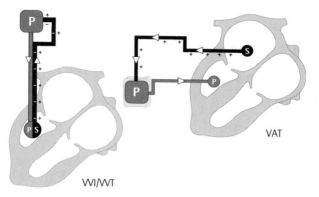

VAT

VVI/VVT

Fig. 95 VVI/VVT, VAT

VVI/VVT : Stimulation ventriculaire à la demande, inhibée par la détection dans le ventricule ou déclenchée par le ventricule.

Cela signifie, que si le circuit de détection perçoit une excitation autonome dans le ventricule, il ne transmettra aucun influx (-) : par conséquent, le circuit de stimulation ne sera pas activé. Par contre, si aucune activation autonome n'est détectée, le capteur (S) enverra un influx (+), qui produira une excitation ventriculaire.

VAT : Stimulation auriculaire avec synchronisme ventriculaire, non inhibée par détection ventriculaire

Le circuit de détection transmet les excitations auriculaires vers le générateur(+), qui transmet à son tour des impulsions synchrones au ventricule. Cette excitation synchrone transmise de l'oreillette n'est pas inhibée par l'excitation propre du ventricule.

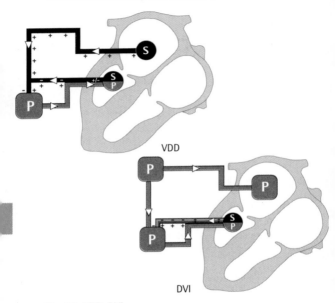

VDD

DVI

Fig. 96 VDD, DVI
VDD : Stimulation auriculaire avec synchronisme ventriculaire à la demande, inhibée par la détection ventriculaire. Ces fonctions sont décrites dans VAT : mais en outre l'excitation auriculaire synchrone du ventricule est inhibée par l'excitation propre du ventricule.
DVI : Stimulation séquentielle auriculo-ventriculaire à la demande inhibée par détection ventriculaire.

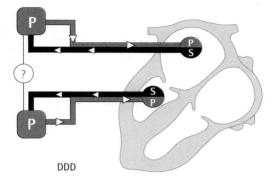

DDD

Fig. 97 DDD

Si nécessaire, passage automatique en :
- stimulation auriculaire pure
- stimulation auriculo-ventriculaire séquentielle
- stimulation auriculaire avec synchronisme ventriculaire
- inhibition au niveau de l'oreillette et/ou du ventricule

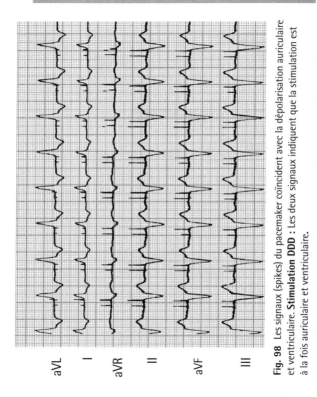

aVL

I

aVR

II

aVF

III

Fig. 98 Les signaux (spikes) du pacemaker coïncident avec la dépolarisation auriculaire et ventriculaire. **Stimulation DDD :** Les deux signaux indiquent que la stimulation est à la fois auriculaire et ventriculaire.

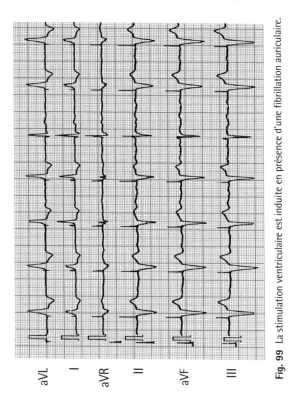

Fig. 99 La stimulation ventriculaire est induite en présence d'une fibrillation auriculaire.

8. Tachyarythmies

8.1 Description générale

Formes

Les tachyarythmies peuvent être supra-ventriculaires (TSV) ou ventriculaires (TV).

Tachycardies supra-ventriculaires

Elles sont caractérisées par un complexe QRS fin (< 0,12 s). Toutefois ce complexe peut être large, si la TSV est associée à un bloc de branche.

Il est possible de différencier ces tachycardies par la position de l'onde P par rapport au QRS (**Fig. 100**).

Tachycardies ventriculaires

Le complexe QRS est toujours élargi (> 0,12 s), à l'exception des cas rares qui prennent origine au niveau du faisceau de His.

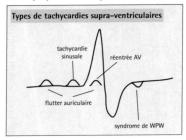

Fig. 100 Les types de tachycardies supra-ventriculaires différenciées par la position de l'onde P.

3.2 Tachycardie sinusale

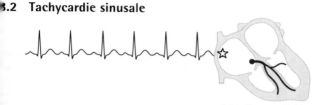

Tachycardie supra-ventriculaire

Définition
La fréquence cardiaque est supérieure à 90 battements par minute.

Causes
Une tachycardie supra-ventriculaire primaire peut être due à un mécanisme de réentrée au niveau du nœud SA.

Les causes secondaires sont : l'hyperthyroïdie, l'insuffisance cardiaque et certains médicaments, tels la théophylline, les catécholamines et la nifédipine (tachycardie réflexe).

Ne pas oublier les causes physiologiques : l'effort, le stress, la fièvre (NDT).

Traitement
Les causes primaires de tachycardie peuvent parfois être traitées par des bétabloquants. Dans des cas sévères et rebelles de réentrée au niveau du noeud SA., une ablation de la région du nœud sinusal s'est avérée efficace. Dans les tachycardies secondaires, le traitement est celui de la cause sous-jacente.

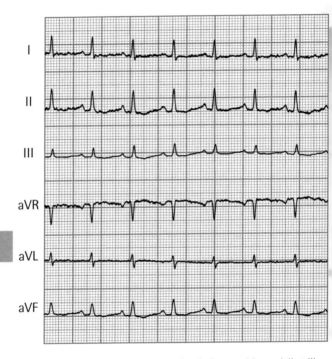

Fig. 101 Tachycardie sinusale. L'onde P est positive en I, II et III.

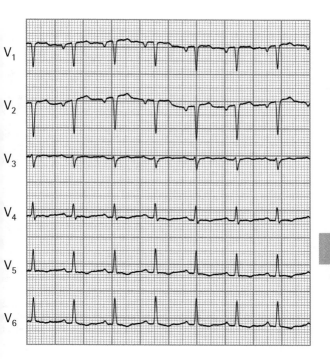

8.3 Fibrillation auriculaire

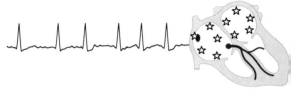

Définition

Fréquence auriculaire supérieure à 300/minute avec arythmie ventriculaire complète et fréquence ventriculaire supérieure à 90 battements par minute (voir également la fibrillation auriculaire avec réponse lente).

ECG

Absence d'onde P, ligne de base irrégulière.

Les complexes QRS sont habituellement fins (**Fig. 106**).

Si le complexe QRS est élargi, le diagnostic différentiel suivant se pose :
- bloc de branche préexistant ou lié à la tachycardie, dit « *bloc de fatigue* »
- conduction aberrante à travers le nœud AV
- fibrillation auriculaire dans le syndrome de WPW (Arythmie très grave) voir page 174.

Mise en garde. Une conduction aberrante avec complexes QRS larges est souvent prise pour une salve ventriculaire. Les ondes de fibrillation auriculaire ne sont pas toujours faciles à diagnostiquer. L'irrégularité totale du rythme ventriculaire peut aider au diagnostic de manière indirecte.

Traitement

Un protocole est repris dans la **fig. 102**.

1) Contrôle de la fréquence cardiaque

En cas de fibrillation auriculaire « rapide », le contrôle de la fréquence ventriculaire est important. On utilise soit la digitaline, soit un antagoniste calcique (vérapamil), soit un bétabloquant.

La digitaline et les antagonistes calciques sont contre-indiqués en cas de syndrome de WPW avec fibrillation auriculaire (**Fig. 117**).

2) Anticoagulation

Pour la plupart des auteurs, si la fibrillation auriculaire est installée depuis plus de trois jours, le patient doit être anticoagulé par l'héparine ou un coumarinique pendant trois semaines, avant la cardioversion.

Dans certains cas, un échocardiogramme trans-oesophagien (ETO), qui donne une image de haute qualité des oreillettes, permet d'exclure un thrombus de l'oreillette gauche et de procéder immédiatement à la cardioversion.

Après cardioversion réussie, le traitement anticoagulant doit être poursuivi pendant 4 à 6 semaines, parce que la contraction auriculaire reste compromise un certain temps, malgré le retour du rythme sinusal.

Si la conversion a échoué, une anti-coagulation au long terme est préconisée (**Fig. 104**). En fonction du type et de la gravité de la cardiopathie associée, le traitement anticoagulant sera plus ou moins poussé, car le risque embolique est différent. En cas de risque faible, on peut se contenter de l'aspirine à la dose de 300 mg par jour.

S'il s'agit d'une fibrillation auriculaire idiopathique, dite « isolée » avec une oreillette gauche normale, l'anti-coagulation n'est pas nécessaire, avant 60 ans. Chez les patients plus âgés, l'aspirine est recommandée (300 mg par jour).

3) Contre-indications de la cardioversion

En cas de cardiopathie sous-jacente sévère (après infarctus du myocarde, cardiomyopathie congestive ou pathologie mitrale sévère, une cardioversion ne sera tentée qu'en fonction de cas particuliers car le taux de succès est faible et le risque de récidives important. En outre, de nouvelles arythmies peuvent être provoquées par la cardioversion (voir arythmies provoquées page 212).

Si la fibrillation auriculaire est installée de longue date (plus de 12 mois) ou si l'oreillette gauche est très dilatée, le taux de récidive est élevé.

4) Rétablissement du rythme sinusal

Lorsque l'indication en est posée, le retour au rythme sinusal peut être tenté soit par cardioversion électrique, soit par administration d'un anti-arythmique de classe I ou III.

Après le retour en rythme sinusal, un anti-arythmique est souvent nécessaire pour prévenir les rechutes.

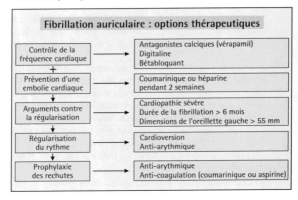

Fig. 102 Fibrillation auriculaire : options thérapeutiques.

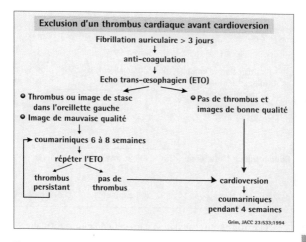

Fig. 103 Exclure un thrombus cardiaque avant la cardioversion.

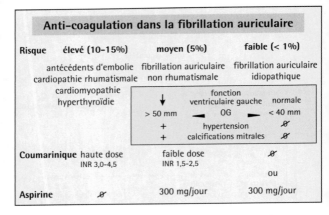

Fig. 104 Anti-coagulation dans la fibrillation auriculaire.

Précautions lors d'une régularisation ambulatoire de fibrillation auriculaire

(exclusion des patients à haut risque)

- Pas d'anti-arythmiques de classe I chez des coronariens
- Eviter les fortes doses d'anti-arythmiques et de diurétiques
- Contrôle des électrolytes sériques (K^+, Mg^{2+})
- ECG quotidien
- Monitoring ECG de Holter après deux semaines
- Anticoagulation efficace

Fig. 105 Précautions lors d'une régulation ambulatoire de fibrillation auriculaire.

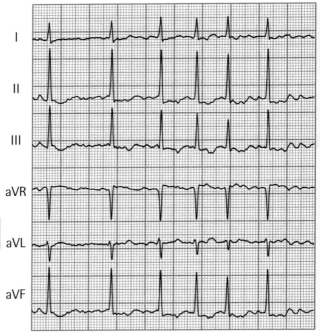

Fig. 106 Tachycardie par fibrillation auriculaire, avec arythmie ventriculaire complète La fréquence cardiaque moyenne est > 90/min.

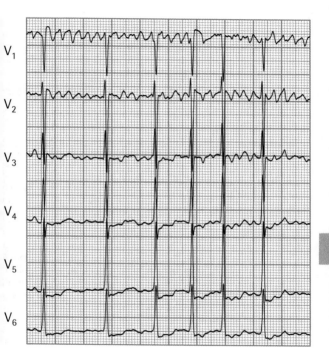

8.4 Flutter auriculaire

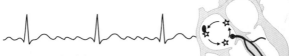

Flutter auriculaire
(dents de scie)

Définition
Fréquence auriculaire de 240 à 300 battements/minute.

ECG
Ondes P en dents de scie, avec conduction ventriculaire régulière
ou irrégulière à travers le nœud AV. Une conduction 2/1 peut être
faussement interprétée comme un rythme sinusal.

Diagnostic
En cas de conduction 2/1, un massage du sinus carotidien peut
permettre le diagnostic (**Fig. 108**, également p 166). En raison du
retard de conduction ventriculaire produit par le massage, les ondes
P en dent de scie deviennent apparentes. En cas d'échec du
massage carotidien, l'administration IV de 6 à12 mg d'adénosine
peut permettre le diagnostic (**Fig. 109**).

Traitement
Le traitement de première ligne est le même que celui de la
fibrillation auriculaire.
*Ultérieurement, le traitement par ablation est habituellement très
efficace (NDT).*

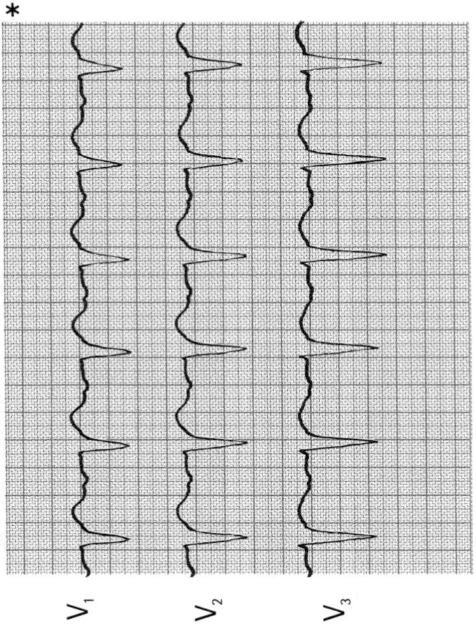

Fig. 107 Flutter auriculaire avec conduction 2/1. Notez les ondes P au milieu de l'espace entre deux complexes QRS.

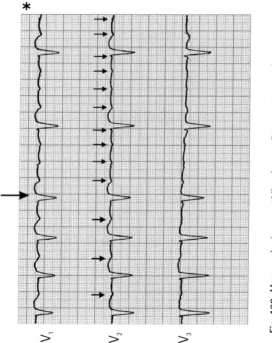

Fig. 108 Massage du sinus carotidien dans un flutter auriculaire (grande flèche) : la conduction auriculo-ventriculaire est ralentie et d'autres ondes de flutter apparaissent (petites flèches).

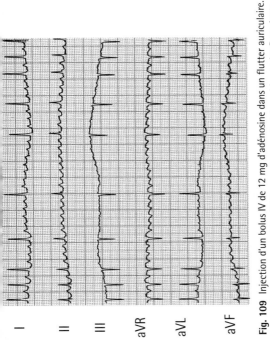

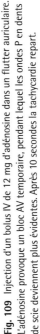

Fig. 109 Injection d'un bolus IV de 12 mg d'adénosine dans un flutter auriculaire. L'adénosine provoque un bloc AV temporaire, pendant lequel les ondes P en dents de scie deviennent plus évidentes. Après 10 secondes la tachycardie repart.

8.5 Tachycardie par réentrée nodale

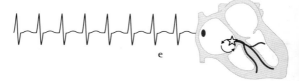

e

Définition
Tachycardie par réentrée issue du nœud AV.

Epidémiologie
Forme commune de tachycardie supra-ventriculaire, cause fréquente de tachycardie paroxystique, plus fréquente chez la femme (*maladie de Bouveret*) *(NDT)*.

Pathophysiologie
La tachycardie survient lorsqu'une onde de dépolarisation s'engage en boucle dans une voie circulaire. Dans les cas habituels, l'influx suit d'abord la voie lente et retourne au nœud AV par la voie rapide. Dans la forme atypique, l'onde de dépolarisation chemine dans l'autre sens (**Fig. 110**).

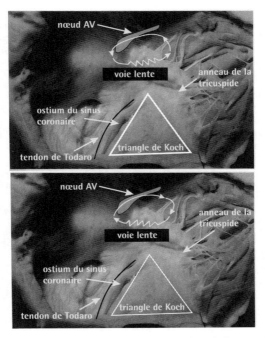

Fig. 110 Tachycardie par réentrée nodale. Dans la forme typique (figure supérieure), la réentrée s'effectue dans le sens antihoraire, et emprunte le nœud AV par voie rétrograde. Dans les cas atypiques, le parcours de réentrée s'effectue dans le sens horaire.

ECG

Complexes QRS fins. Les ondes P sont masquées dans le complexe QRS et ne sont normalement pas visibles sur un ECG standard (parfois au début du segment ST et à la fin du complexe QRS).

Une réentrée AV peut s'accompagner de troubles de la repolarisation et de sous-décalage du segment ST.

Traitement

Bonne réponse au vérapamil et à l'adénosine IV.

Si la réentrée AV est chronique, on peut tenter des manœuvres vagales, comme un massage carotidien ou l'absorption d'eau glacée *(ou encore en provoquant un réflexe de vomissement) (NDT).*

Si ces traitements demeurent sans effet, le vérapamil ou des anti-arythmiques peuvent être utilisés.

La guérison est possible par l'ablation de la voie de conduction lente ou de la voie rapide.

Un pacemaker est rarement nécessaire dans le 1er cas mais fréquemment dans le second.

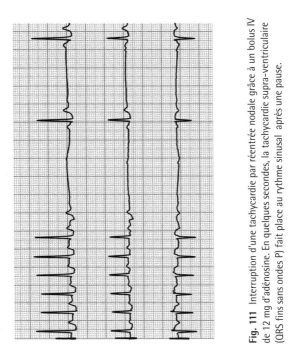

Fig. 111 Interruption d'une tachycardie par réentrée nodale grâce à un bolus IV de 12 mg d'adénosine. En quelques secondes, la tachycardie supra-ventriculaire (QRS fins sans ondes P) fait place au rythme sinusal après une pause.

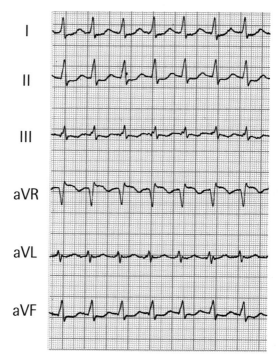

Fig. 112 Tachycardie jonctionnelle. Ondes P non visibles. Sous-décalage de ST de V_2 à V_6, dû à la tachycardie.

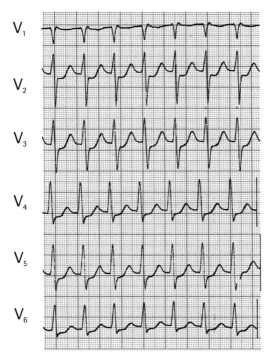

Les complexes QRS sont fins (< 0,12 s).

8.6 Syndrome de Wolff-Parkinson-White

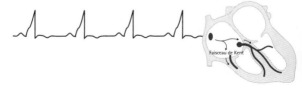

Définition

Il s'agit d'une malformation congénitale consistant en une dépolarisation prématurée (pré-excitation) des ventricules par une voie de conduction accessoire.

Physiopathologie

Un faisceau musculaire accessoire, le faisceau de Kent conduit l'impulsion électrique de l'oreillette vers les ventricules, par un chemin court et rapide. La dépolarisation par le faisceau de Kent atteint les ventricules avant celle qui passe par la voie normale (nœud AV et faisceau de His), si bien que certaines parties du ventricule sont dépolarisées plus rapidement que celles qui sont atteintes par la voie de conduction normale.

Cette double voie de conduction entre oreillettes et ventricules peut entraîner diverses arythmies, illustrées à la **Fig. 113**.

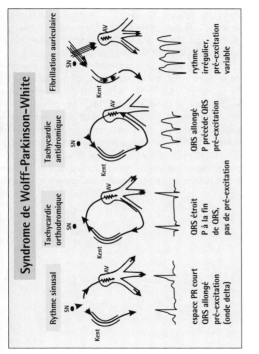

Syndrome de Wolff-Parkinson-White

Rythme sinusal

espace PR court
QRS allongé
pré-excitation
(onde delta)

Tachycardie orthodromique

QRS étroit
P à la fin de QRS,
pas de pré-excitation

Tachycardie antidromique

QRS allongé
P précède QRS
pré-excitation

Fibrillation auriculaire

rythme irrégulier,
pré-excitation variable

Fig. 113 Types d'arythmie dans le syndrome de WPW. La pré-excitation (ondes delta) est toujours présente lorsque la conduction antérograde passe de l'oreillette au ventricule par le faisceau accessoire.

ECG

Dans le WPW en rythme sinusal, il y a trois modification caractéristiques à l'ECG : un espace PR court, des ondes delta et de complexes QRS élargis. L'activation précoce du ventricule se tradui par une dépolarisation précoce du complexe QRS (onde delta).

Le reste de QRS est de morphologie normale, puisque la conductio qui suit l'onde delta passe par le nœud AV, c'est-à-dire la voi normale. En rythme sinusal l'onde delta peut être utilisée pou localiser le faisceau accessoire (**Fig. 114**). En raison de l dépolarisation anormale, la repolarisation peut être modifiée ell aussi. En général, une onde delta est présente si la conductio oreillette-ventricule antérograde passe par le faisceau accessoire d Kent. En cas de WPW caché, il n'y a pas d'onde delta parce que c'es la conduction rétrograde qui passe par le faisceau accessoire. Dan ce cas, une tachycardie supra-ventriculaire est également possibl (**Fig. 116**).

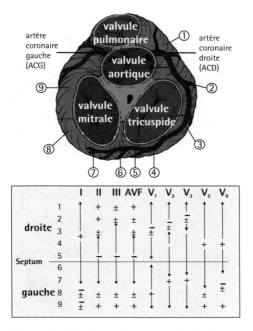

Fig. 114 Localisation de la voie accessoire basée sur la pré-excitation (onde delta) sur l'ECG de surface.
+ signifie orientation positive de la pré-excitation,
- signifie orientation négative de la pré-excitation.

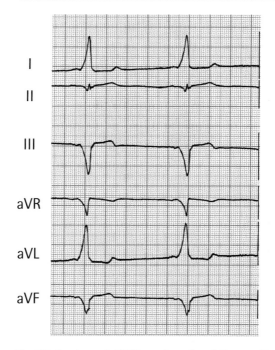

Fig. 115 Syndrome de WPW en rythme sinusal. L'espace PR est court, le QRS est élargi (> 0,12 s) avec une onde delta évidente et des modifications de la repolarisation causées par

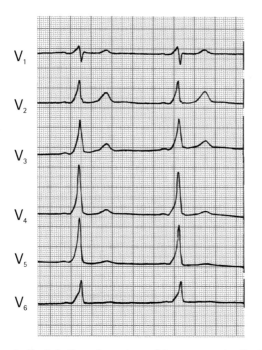

la dépolarisation précoce due au faisceau accessoire. L'onde delta négative en III et aVF peut être confondue avec l'onde Q d'un infarctus myocardique postérieur (vitesse du papier 50 mm/s).

*

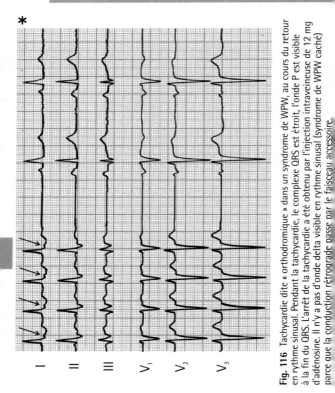

Fig. 116 Tachycardie dite « orthodromique » dans un syndrome de WPW, au cours du retour en rythme sinusal. Pendant la tachycardie, le complexe QRS est étroit, l'onde P est visible à la fin du QRS. L'arrêt de la tachycardie a été obtenu par l'injection intraveineuse de 12 mg d'adénosine. Il n'y a pas d'onde delta visible en rythme sinusal (syndrome de WPW caché) parce que la conduction rétroograde passe par le faisceau accessoire.

Les troubles du rythme suivants peuvent compliquer un syndrome de WPW (**Fig. 113**).

1) Tachycardies orthodromiques

Le mouvement circulaire de l'influx entraîne une dépolarisation antérograde par le nœud AV et une conduction rétrograde par le faisceau accessoire (**Fig. 116**). Ces tachycardies sont régulières avec un QRS étroit et des ondes P situées à la fin du QRS, au début du segment ST ; il n'y pas d'onde delta pendant la tachycardie. Un bloc de branche lié à la fréquence peut toutefois survenir. Le faisceau accessoire est localisé du même côté que le bloc de branche (à droite en cas de bloc de branche droite).

2) Tachycardie antidromique

Dans ce cas, le circuit de conduction est inversé : dépolarisation antérograde par le faisceau accessoire et rétrograde par le nœud AV. Environ 15% des tachycardies dues à un WPW sont antidromiques, avec une onde delta, un PR court et un QRS large.

3) Fibrillation auriculaire et WPW

En raison de la conduction compétitive entre le nœud AV et le faisceau accessoire pour dépolariser le ventricule, une arythmie complète peut s'installer, avec des espaces PR variables, ainsi que des ondes delta et des QRS de morphologie différente (**Fig. 117**). Il s'agit de la forme la plus grave de tachycardie dans le WPW, car elle peut entraîner une fibrillation ventriculaire. Les médicaments interférant avec la conduction AV sont contre-indiqués (antagonistes calciques, digitaline, adénosine) (**Fig. 118**). La **fig. 119** illustre les différents types de pré-excitation.

Traitement

En **l'absence de symptômes**, le syndrome de Wolff Parkinson White ne doit pas être traité.

Chez beaucoup de patients, les accès de **tachycardie** peuvent être arrêtés par la stimulation vagale : boire de l'eau glacée, massage du sinus carotidien, pression sur l'abdomen...

Les tachycardies orthodromiques sont traitées par les bétabloquants, les antagonistes calciques types vérapamil et l'adénosine IV dans les cas urgents. Ces médicaments interrompent le mouvement circulaire dans le nœud AV (**Fig. 120**).

La fibrillation auriculaire, avec activation antérograde de la voie accessoire est traitée par des anti-arythmiques de classe I et III, qui bloquent la voie accessoire.

En cas d'accès répétés de palpitations, une ablation de la voie accessoire par radiofréquence est indiquée. Ce traitement est particulièrement indiqué et efficace en cas de résistance aux médicaments, chez les femmes qui envisagent une grossesse (en raison du danger d'aggravation de l'arythmie et du fait que les anti-arythmiques sont contre-indiqués chez la femme enceinte). L'ablation est également la solution si des accès de fibrillation auriculaire ont été enregistrés.

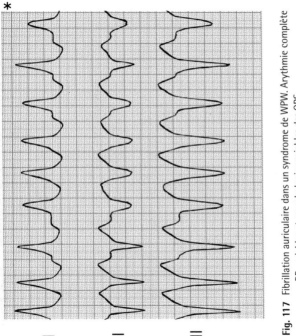

—

=

≡

Fig. 117 Fibrillation auriculaire dans un syndrome de WPW. Arythmie complète avec espaces RR variables et morphologie variables des QRS.

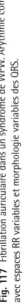

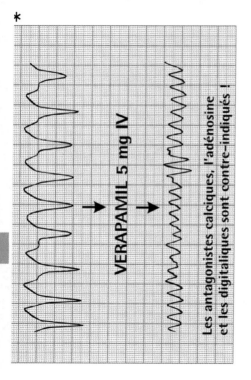

*

Fig. 118 Induction d'une fibrillation ventriculaire après administration de 5mg de Vérapamil par voie intraveineuse dans un cas de WPW compliqué de fibrillation auriculaire. Les antagonistes calciques, les digitaliques et l'adénosine ralentissent la conduction dans le nœud AV et l'accélèrent dans le faisceau accessoire.

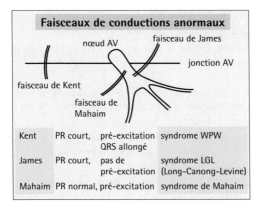

Fig. 119 Types d'arythmies dues à une conduction anormale.

8.7 Tachycardie atriale

Définition
Tachycardie auriculaire avec des ondes P à la fréquence de 100 à 200 par minute.

ECG
Ondes P régulières, parfois négatives en II, III et AVF.
La conduction vers les ventricules est fréquemment variable.

Etiologie
Il y a souvent un problème cardiaque sous-jacent, comme l'hypertension pulmonaire ou l'insuffisance cardiaque.

Traitement
Le vérapamil peut être efficace ; sinon d'autres anti-arythmiques sont indiqués. Une ablation du foyer auriculaire par radiofréquence peut supprimer l'arythmie.

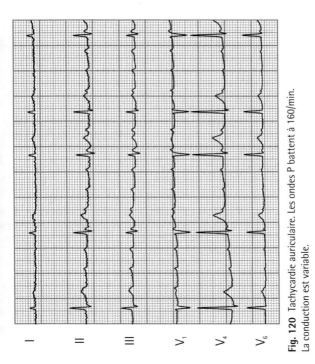

Fig. 120 Tachycardie auriculaire. Les ondes P battent à 160/min. La conduction est variable.

8.8 Maladie du nœud sinusal

Définition
Arythmie supra-ventriculaire due à un dysfonctionnement du nœud sinusal.

Synonymes
Syndrome tachycardie-bradycardie.

ECG
Tachycardie variable (fibrillation auriculaire, flutter auriculaire, tachycardie atriale) et brady-arythmies (bloc sino-auriculaire, bradycardie sinusale). Un bloc AV peut survenir.

Etiologie
Inflammation, artériosclérose ou ischémie.

Traitement
Le plus souvent le traitement consiste en l'implantation d'un pacemaker de façon à pouvoir traiter les épisodes tachycardiques par des médicaments inotropes négatifs (bétabloquants, antagonistes calciques, digitaline).

8.9 Extrasystoles auriculaires (ESA)

Définition
Battement auriculaire prématuré né d'un foyer auriculaire autre que le nœud sinusal.

ECG
Battements ectopiques avec QRS non élargi, pratiquement identique au QRS d'origine sinusale, fréquemment précédé d'une onde P anormale. Ces extrasystoles peuvent rompre la régularité du rythme sinusal et survenir en salves.

Traitement
Comme ces extrasystoles n'ont habituellement pas de répercussion hémodynamique, un traitement n'est pas utile. Une hyperthyroïdie doit être exclue. Dans des cas symptomatiques, un bétabloquant est indiqué.

NB Les salves peuvent être le prélude d'une fibrillation auriculaire (NDT)

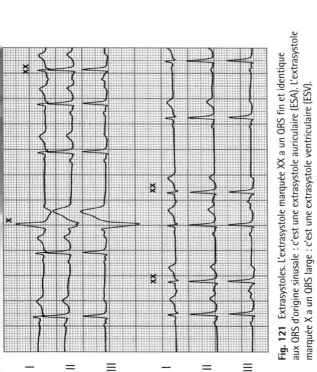

Fig. 121 Extrasystoles. L'extrasystole marquée XX a un QRS fin et identique aux QRS d'origine sinusale : c'est une extrasystole auriculaire (ESA). L'extrasystole marquée X a un QRS large : c'est une extrasystole ventriculaire (ESV).

8.10 Extrasystoles ventriculaires (ESV)

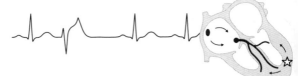

Définition

Dépolarisation ventriculaire précoce née d'un foyer ectopique ventriculaire.

ECG/Physiopathologie

Battement précoce avec QRS anormal > 0,12 s.

Des extrasystoles de même morphologie (monomorphes) sont issues d'un même foyer (unifocales). Des extrasystoles de morphologie différente (polymorphes) ont une origine multifocale. Les extrasystoles ventriculaires sont suivies d'une pause compensatoire, lorsqu'elles déplacent l'activité du nœud sinusal, atteint par conduction rétrograde à travers le nœud AV. Les ESV s'interposent parfois entre deux battements sinusaux (ESV interpolées).

Lorsque chaque battement sinusal est suivi d'une extrasystole ventriculaire, on parle de bigéminisme (**Fig. 124**). *Si le battement extrasystolique est précoce, le ventricule n'a pas eu le temps de se remplir et le battement extrasystolique n'est pas perçu à la palpation du pouls : on peut croire qu'il s'agit d'une bradycardie (NDT).* On parle de trigéminisme, lorsque deux battements sinusaux sont régulièrement suivis d'une extrasystole ventriculaire (NDT).

Les extrasystoles peuvent être couplées (doublet) ou en salves, qui peuvent conduire à une tachycardie ventriculaire persistante (**Fig.125**). Dans le **phénomène R sur T**, l'extrasystole ventriculaire et la montée ou le pic de l'onde ST du battement précédent, coïncident.

Ce type d'ESV est considéré comme dangereux car, tombant dans la période réfractaire relative du battement précédent, il peut déclencher une fibrillation ventriculaire (NDT).

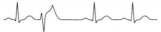

Contraction ventriculaire prématurée (extrasystole)

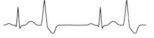

Bigéminisme

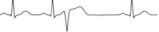

Phénomène R/T

Classification de Lown des ESV

Cette classification est controversée car il n'y a pas toujours un rapport entre la classe de l'extrasystolie et sa gravité. Par exemple, une extrasystolie multifocale sévère (classe III) a des conséquences hémodynamiques plus importantes et est plus dangereuse qu'un seul doublet (classe IV a).

Classe	Description
Classe 0	pas d'extrasystoles
Classe I	extrasystoles unifocales occasionnelles (< 30/heure)
Classe II	extrasystoles unifocales fréquentes > 30/heure
Classe III	extrasystole polymorphes ou multifocales
Classe IVa	doublets (deux extrasystoles qui se suivent)
Classe IVb	salves de 3 extrasystoles ou plus ou tachycardie ventriculaire
Classe V	extrasystoles précoces (R/T)

Fig. 122 Classification de Lown.

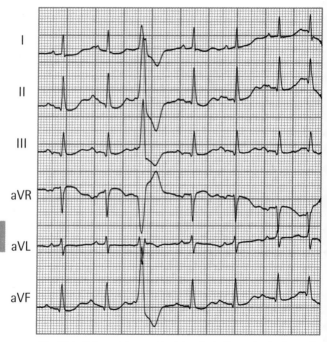

Fig. 123 Extrasystoles ventriculaires. Le battement ectopique a la morphologie d'un bloc de branche gauche est suivi d'une pause compensatoire.

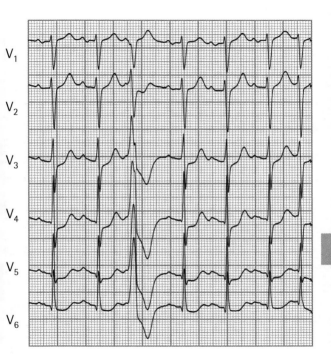

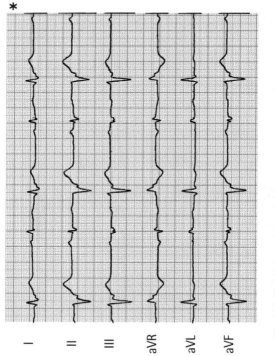

Fig. 124 Bigéminisme. Chaque battement sinusal est suivi d'une extrasystole ventriculaire.

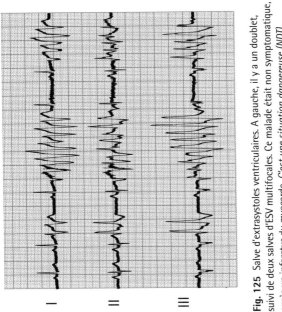

Fig. 125 Salve d'extrasystoles ventriculaires. A gauche, il y a un doublet, suivi de deux salves d'ESV multifocales. Ce malade était non symptomatique, après un infarctus du myocarde. *C'est une situation dangereuse (NDT).*

Traitement

En présence d'une cardiopathie, des extrasystoles ventriculaires fréquentes constituent un risque de tachycardie ventriculaire soutenue ou de fibrillation ventriculaire.

Une étude récente (Etude CAST) a montré que les médicaments anti-arythmiques n'amélioraient pas le pronostic et pourraient même l'aggraver. *Ce n'est pas le cas des anti-arythmiques de classe III : l'amiodarone ou le sotalol (NDT).*

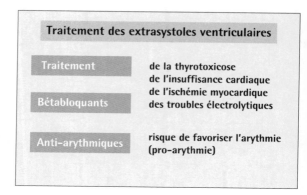

Traitement des extrasystoles ventriculaires	
Traitement	de la thyrotoxicose de l'insuffisance cardiaque de l'ischémie myocardique
Bétabloquants	des troubles électrolytiques
Anti-arythmiques	risque de favoriser l'arythmie (pro-arythmie)

Fig. 126 Traitement des extrasystoles ventriculaires (ESV).

8.11 Tachycardie ventriculaire soutenue

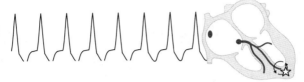

Définition
Tachycardie issue d'un foyer ventriculaire, durée > 30 s.

ECG
Complexes QRS larges à une fréquence > 90/s.

Les complexes ventriculaires ectopiques peuvent avoir tous la même morphologie (tachycardie ventriculaire (TV) uniforme, **Fig. 127**, **Fig. 128**), ou être de morphologie différente (TV multiforme) ou encore de polarité différente (torsade de pointes, souvent induite par un anti-arythmique).

Prudence
Les tachycardies ventriculaires peuvent être une menace vitale : elles exigent une surveillance et un traitement en unité de soins coronaires.

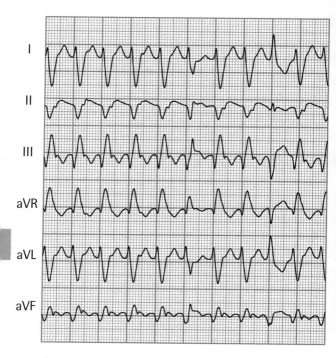

I

II

III

aVR

aVL

aVF

Fig. 127 Tachycardie ventriculaire soutenue. Fréquence cardiaque : 150 battements/minute. Les complexes QRS

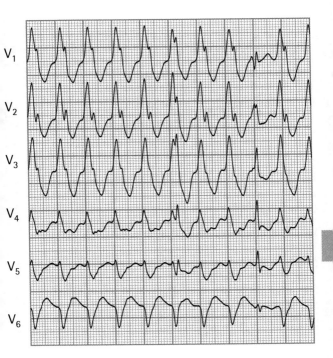

sont larges, et ont la forme d'un bloc de branche droit, le foyer
ectopique est donc localisé dans le ventricule gauche.

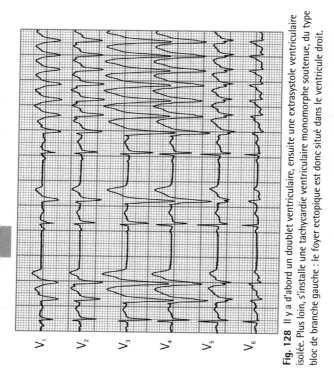

V₁
V₂
V₃
V₄
V₅
V₆

Fig. 128 Il y a d'abord un doublet ventriculaire, ensuite une extrasystole ventriculaire isolée. Plus loin, s'installe une tachycardie ventriculaire monomorphe soutenue, du type bloc de branche gauche : le foyer ectopique est donc situé dans le ventricule droit.

Traitement

Les mesures d'urgence sont décrites à la **Fig. 131**.

Pour préciser le diagnostic et la conduite thérapeutique, une stimulation ventriculaire programmée est utile ; elle est réalisée à l'aide d'un cathéter placé dans le ventricule droit (**Fig. 129**).

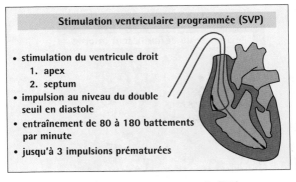

Stimulation ventriculaire programmée (SVP)

- **stimulation du ventricule droit**
  1. apex
  2. septum
- **impulsion au niveau du double seuil en diastole**
- **entraînement de 80 à 180 battements par minute**
- **jusqu'à 3 impulsions prématurées**

Fig. 129 Stimulation ventriculaire programmée (SVP).

Une stimulation de base (S_1) est suivie de trois stimuli (S_2, S_3, S_4) qui peuvent induire une tachycardie ventriculaire (**Fig. 132**). Cette tachycardie peut être interrompue par une stimulation ventriculaire plus rapide (overdrive) ou doit être arrêtée par une cardioversion (**Fig. 133**). Le patient est traité par un anti-arythmique pendant quelques jours et ensuite la stimulation programmée est répétée. Lorsque la stimulation n'induit plus de TV, le pronostic à long-terme est bon.

Si la TV reste inductible, on envisagera la mise en place d'un défibrillateur interne automatique (DI) (**Fig. 130**). Un tel défibrillateur reconnaît les tachycardies ventriculaires soutenues et met en route automatiquement une stimulation ventriculaire rapide (overdrive). Si cette mesure n'est pas efficace, un choc électrique est appliqué par voie endocavitaire.

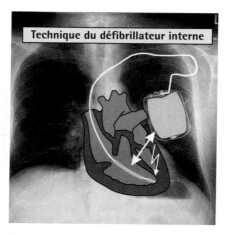

Technique du défibrillateur interne

Fig. 130 Défibrillateur implantable. Ce pacemaker spécial surveille le rythme cardiaque et déclenche un choc électrique si une tachycardie ou une fibrillation ventriculaire est détectée (Active can technology).

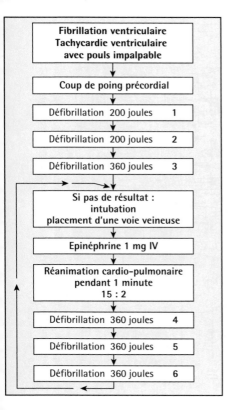

Fig. 131 Manœuvres en cas de tachycardie ou fibrillation ventriculaire.
Tous les efforts pour restaurer le rythme sinusal doivent se conformer aux guides
de bonne pratique de la réanimation générale.

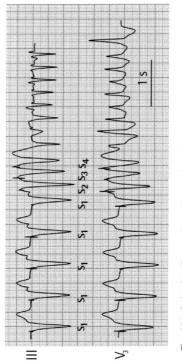

Fig. 132 Induction d'une tachycardie ventriculaire soutenue, par stimulation. Une stimulation de base (S₁) est suivie de trois impulsions prématurées (S_2, S_3, S_4) qui induisent la TV.

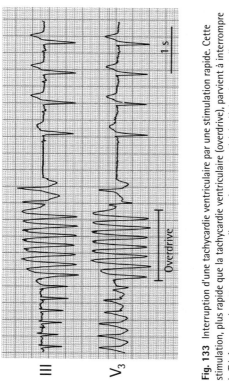

Fig. 133 Interruption d'une tachycardie ventriculaire par une stimulation rapide. Cette stimulation, plus rapide que la tachycardie ventriculaire (overdrive), parvient à interrompre la TV. Au cours de cette manœuvre, il y a un risque potentiel de déclenchement d'une fibrillation. *Dans ce cas, un choc électrique doit être immédiatement appliqué (NDT).*

8.12 Fibrillation ventriculaire

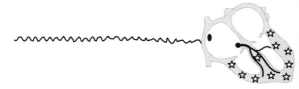

Définition

Décharge chaotique d'impulsions électriques issues de multiples circuits de réentrée, entrainant un collapsus hémodynamique (**Fig. 134**). On entend par **mort subite cardiaque**, un décès imprévu dans l'heure qui suit le début des symptômes (**Fig. 135**).

Cause

La cause la plus commune de fibrillation ventriculaire (FV) est une ischémie aiguë due à un infarctus du myocarde (**Fig. 134**). La plupart des morts subites cardiaques résultent d'une tachycardie ventriculaire rapide ou d'une fibrillation ventriculaire.

Pronostic

Les patients qui ont survécu à des épisodes de fibrillation ventriculaire doivent être traités en unité de soins coronaires, même en l'absence d'un infarctus du myocarde. Dans ces cas, la valeur prédictive d'une stimulation ventriculaire contrôlée est moins bonne que dans une tachycardie ventriculaire monomorphe.

Traitement

La défibrillation électrique est le traitement de la fibrillation ventriculaire aiguë. Dans les cas répétitifs, l'implantation d'un défibrillateur automatique est nécessaire (**Fig. 130**).

*

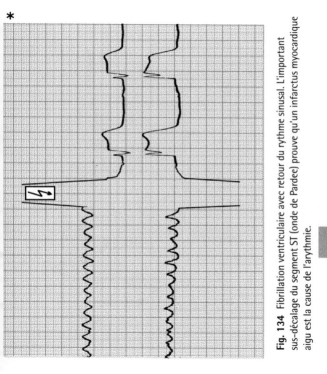

Fig. 134 Fibrillation ventriculaire avec retour du rythme sinusal. L'important sus-décalage du segment ST (onde de Pardee) prouve qu'un infarctus myocardique aigu est la cause de l'arythmie.

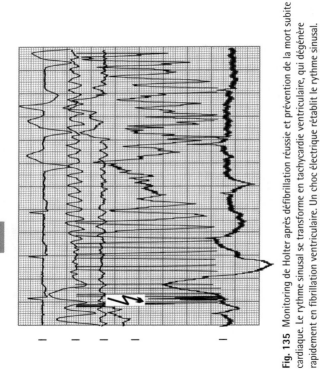

Fig. 135 Monitoring de Holter après défibrillation réussie et prévention de la mort subite cardiaque. Le rythme sinusal se transforme en tachycardie ventriculaire, qui dégénère rapidement en fibrillation ventriculaire. Un choc électrique rétablit le rythme sinusal.

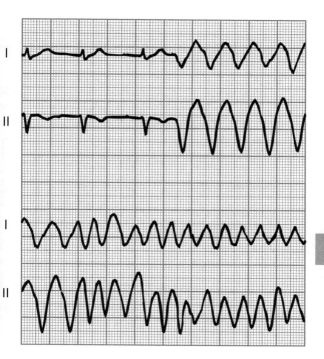

Fig. 136 Monitoring de Holter. Tachycardie ventriculaire se transformant en fibrillation ventriculaire.

8.13 Effet proarythmogène

Définition
Aggravation ou survenue d'arythmies causées par des médicament
anti-arythmiques.

Morphologie
Les différents types de pro-arythmies médicamenteuses sont décrit
(**Fig. 137**). Les torsades de pointe sont caractéristiques e
dangereuses (**Fig. 138**).

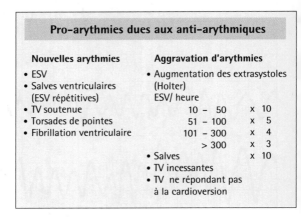

Fig. 137 Définition et type de pro-arythmies.

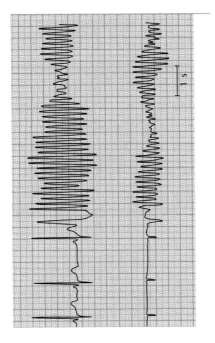

Fig. 138 Torsade de pointes secondaire à un traitement anti-arythmique. Une extrasystole ventriculaire déclenche une tachycardie ventriculaire avec changements de polarisation du complexe QRS.

1 s

Facteur prédisposant

« Syndrome du QT long » avec allongement du QTc (**Fig. 139**, **Fig. 140** et **Fig. 144**).

Prévention

Tous les anti-arythmiques peuvent avoir un effet arythmogène et doivent être utilisés avec prudence surtout chez les patients externes.

Le point le plus important est **d'exclure les patients à haut risque**, ayant peu de chance de retour en rythme sinusal et un risque important d'arythmies : valvulopathie mitrale, maladie coronaire sévère, cardiomyopathie congestive sévère, oreillette gauche > 55 mm, fibrillation auriculaire d'une durée > 8 mois.

Un monitoring de Holter devrait être réalisé 14 jours après le début du traitement anti-arythmique et également après chaque ajustement de la dose (**Fig. 141**).

Il faut éviter les doses élevées des anti-arythmiques, ainsi que l'administration de diurétiques, qui favorisent les troubles électrolytiques.

Un ECG quotidien avec calcul du QTc est nécessaire pendant la phase initiale du traitement (**Fig. 105**).

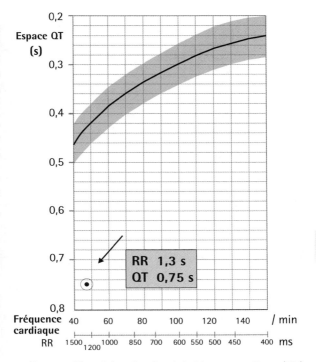

Fig. 139 QT corrigé en fonction de la fréquence cardiaque (QTc) utilisé pour l'ECG de la **Fig. 140**.

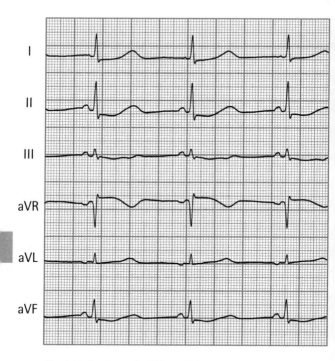

Fig. 140 Syndrome du QT long dû à un traitement anti-arythmique. L'espace QT est de 0,75 s et la fréquence cardiaque

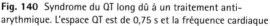

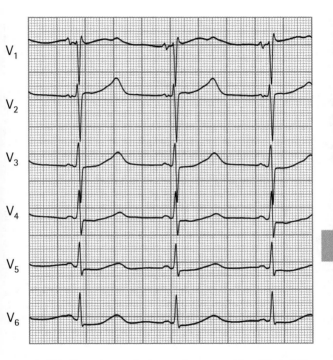

de 46 battements par minute, ce qui correspond à un QTc de 0,66 s.

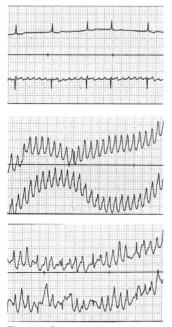

Fig. 141 Pro-arythmie avec flutter auriculaire intermittent, sous traitement par la flécaïnide (100 mg trois fois par jour). Le Holter de surveillance du flutter auriculaire, enregistre une conduction AV irrégulière (tracé supérieur) et des épisodes de flutter ventriculaire durant jusqu'à 10 secondes.

Traitement

Les recommandations de bonne pratique sont reprises à la **Fig. 142**.

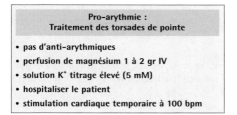

Pro-arythmie :
Traitement des torsades de pointe

- pas d'anti-arythmiques
- perfusion de magnésium 1 à 2 gr IV
- solution K$^+$ titrage élevé (5 mM)
- hospitaliser le patient
- stimulation cardiaque temporaire à 100 bpm

Fig. 142 Traitement des torsades de pointe.

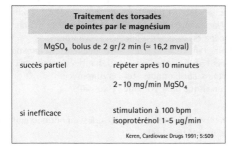

Traitement des torsades
de pointes par le magnésium

MgSO$_4$ bolus de 2 gr/2 min ($\approx$ 16,2 mval)

succès partiel	répéter après 10 minutes
	2 - 10 mg/min MgSO$_4$
si inefficace	stimulation à 100 bpm
	isoprotérénol 1-5 µg/min

Keren, Cardiovasc Drugs 1991; 5:509

Fig. 143 Hautes doses de magnésium en cas de torsades de pointe. Bien que le traitement soit efficace, l'espace QTc demeure inchangé !

8.14 Syndrome du QT long

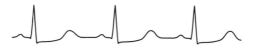

Définition

Allongement anormal du QT corrigé (QTc) prédisposant à des arythmies malignes (tachycardie ventriculaire multifocale, torsades de pointe).

Etiologie

La prolongation de l'espace QT est le signe d'un désordre de la dépolarisation, qui prédispose aux arythmies.

Les syndromes du QT long primaires sont d'origine congénitale (syndrome de Jevell-Lange-Nielsen, sans surdité ; syndrome de Romano-Ward avec surdité). Une histoire familiale de mort subite ou de syncope est caractéristique de ces syndromes.

Les syndromes du QT long secondaires peuvent être provoqués par un traitement anti-arythmique, par des antidépresseurs tricycliques et par certains antibiotiques, tel l'érythromycine. Un QTc > 0,46 s constitue un risque proarythmique (fig. 140).

Diagnostic

L'allongement du QT peut être calculé grâce au normogramme de la formule de Bazett (fig. 144).

Traitement

Les syndromes primaires peuvent être traités par des betabloquants à fortes doses, par une modification chirurgicale de l'innervation autonome du cœur ou par un défibrillateur implantable.

Dans les syndromes secondaires, tout agent causal doit être supprimé (voir aussi proarythmie page 212).

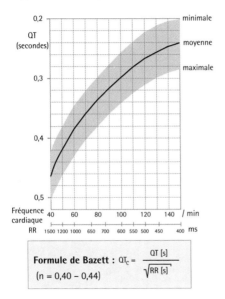

Fig. 144 Espace QT corrigé. Normogramme de la formule de Bazett.

9. Cardiomyopathie et cardites

9.1 Péricardite aiguë

Physiopathologie

L'inflammation du péricarde peut causer une ischémie sous-épicardique avec élévation des segments ST.

ECG

Typiquement les sus-décalages de ST prennent naissance au niveau de l'onde S. Dans certains cas, cette anomalie peut être faussement interprétée comme une onde de Pardee d'un infarctus du myocarde (**Fig. 145**).

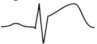

Diagnostic

Les signes de péricardite aiguë :

- absence de sous-décalage de ST dans les dérivations opposées dites en miroir
- sus-décalage de ST concordants au niveau des parois antérieure et postérieure
- persistance des modifications de ST pendant plusieurs jours
- frottement péricardique (absent en cas d'épanchement péricardique)
- signes d'inflammation (élévation des CRP et de la VS, leucocytose, fièvre)
- douleur thoracique résistant à la nitroglycérine.

Les trois derniers signes ne permettent pas d'exclure un infarctus du myocarde. En cas de doute un *dosage des enzymes cardiaques et un échocardiogramme permettent le diagnostic (NDT)* ou, si nécessaire, un cathétérisme cardiaque.

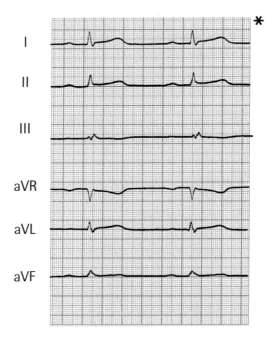

I

II

III

aVR

aVL

aVF

*

Fig. 145 Péricardite aiguë. Sus-décalages de ST, naissant de l'onde S, au niveau des parois antérieures (D1, V_2-V_6) et

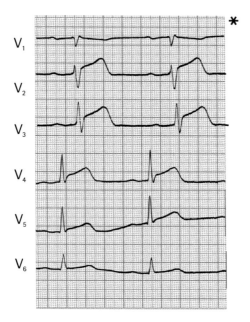

*

postérieures (DII, aVF).

9.2 Bas voltage de QRS

Définition
Bas voltage périphérique de QRS : amplitude < 0,5 mV dans les dérivations des membres I, II et III (**Fig. 146**).

Bas voltage central de QRS : amplitude < 0,5 mV dans les dérivations I, II et III et < 0,7 mV dans les dérivations précordiales (**Fig. 147**).

Physiopathologie
Bas voltage périphérique : particulièrement dans l'emphysème pulmonaire et dans l'obésité et en cas de mauvais contact cutané des électrodes.

Bas voltage central : causé par une zone d'isolement dans la région entourant le cœur, c'est à dire par un épanchement péricardique. Le diagnostic de tamponnade cardiaque n'est pas fait à l'électrocardiogramme, mais par les modifications hémodynamiques causées par un épanchement péricardique, conduisant à un choc cardiogénique (tachycardie, hypotension, augmentation de la pression veineuse centrale et de la pression jugulaire).

Diagnostic
L'échocardiogramme est la meilleure technique de diagnostic d'un épanchement péricardique.

Ne posez le diagnostic de bas voltage qu'après avoir vérifié l'étalonnage du tracé ECG. (NDT)

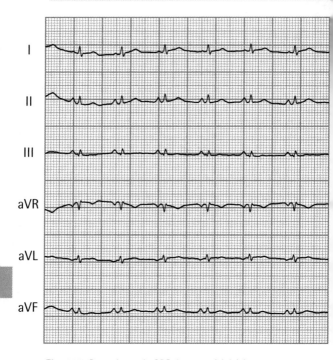

Fig. 146 Bas voltage de QRS de type périphérique.
Amplitudes de QRS < 0,5 mV dans les dérivations des membres.

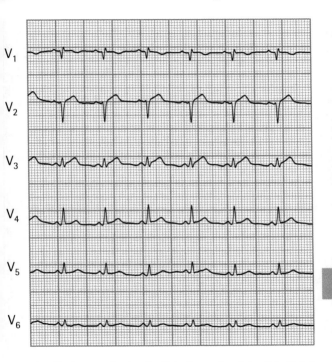

Amplitudes normales dans les dérivations précordiales. Il s'agit d'un emphysème pulmonaire important.

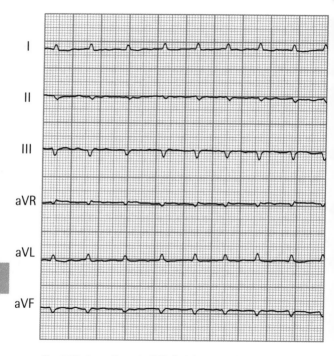

Fig. 147 Bas voltage de QRS d'origine centrale. L'amplitude de QRS est < 0,5 mV dans les dérivations des membres et < 0,7 mV

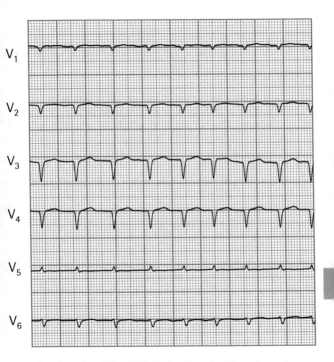

dans les précordiales : il s'agit d'un important épanchement
péricardique.

9.3 Cardiomyopathie dilatée

Définition

Dilatation progressive du ventricule gauche avec amincissement de la paroi ventriculaire et signes cliniques d'insuffisance cardiaque.

Causes

Hypertension de longue date, myocardite chronique, cardiomyopathie dilatée idiopathique, valvulopathie avec surcharge ventriculaire gauche ; *éthylisme (NDT)*. Le même tableau peut se rencontrer dans la cardiomyopathie ischémique, due à une maladie coronaire sévère.

ECG

La cardiomyopathie n'a pas de signes électrocardiographiques spécifiques. On peut trouver des anomalies aspécifiques de la repolarisation, des images de blocs de branche et des arythmies (extrasystoles ventriculaires, fibrillation auriculaire) (**Fig. 148**).

En cas de cardiomyopathie ischémique, il peut y avoir des séquelles d'un ou plusieurs infarctus du myocarde.

Autres examens

L'échocardiogramme permet d'apprécier la taille et la forme du cœur, ainsi que la fonction ventriculaire. Pour diagnostiquer la cause de la cardiomyopathie, un cathétérisme cardiaque est habituellement nécessaire *et parfois une biopsie de myocarde (NDT)*.

9.4 Cardiomyopathie hypertrophique

Définition
Cardiomyopathie hypertrophique obstructive : hypertrophie myocardique progressive, affectant principalement le ventricule gauche, aboutissant à une réduction du remplissage ventriculaire gauche en diastole. Un épaississement massif du septum inter-ventriculaire peut obstruer la chambre de chasse du ventricule gauche.

ECG
Signes d'hypertrophie ventriculaire gauche, sus- ou sous-décalages du segment ST sans localisation précise et ondes T profondément négatives (**Fig. 149**).

Autres examens
Echocardiographie (hypertrophie de la paroi ventriculaire, septum inter-ventriculaire épaissi, sténose sous-valvulaire aortique à l'écho-doppler), cathétérisme cardiaque, souffle systolique augmentant en inspiration.

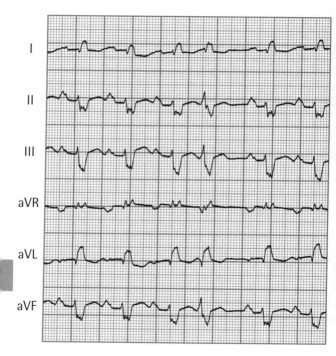

Fig. 148 Cardiomyopathie dilatée ; bloc de branche gauche, ondes P mitrales, anomalies de la repolarisation, secondaires au BBG.

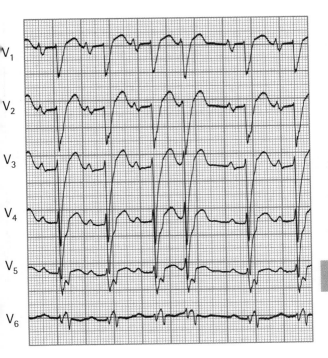

Extrasystoles ventriculaires.

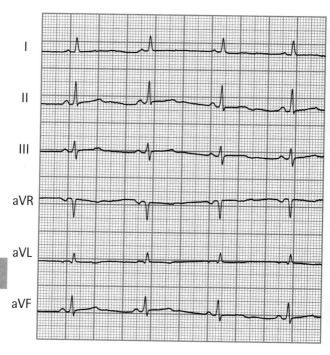

Fig. 149 Cardiomypathie hypertrophique obstructive. Signes d'hypertrophie ventriculaire gauche (S en V_2 + R en V_5 > 3,5 mV).

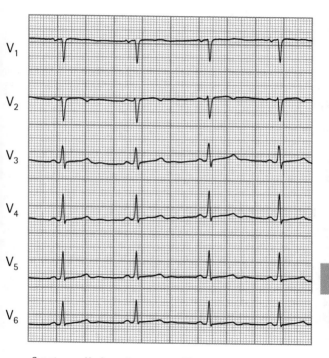

Sus et sous-décalages des segments ST : image de pseudo-infarctus.

10. Troubles électrolytiques, médicaments

10.1 Hypokaliémie

L'**hypokaliémie** entraîne des troubles de la repolarisation : décalages des segments ST et ondes U amples, qui peuvent former des ondes TU. L'hypokaliémie prédispose à des arythmies telles que la fibrillation auriculaire, la fibrillation ventriculaire et des extrasystoles ventriculaires.

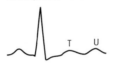

10.2 Hyperkaliémie

L'**hyperkaliémie** se traduit d'abord par des ondes T élevées et pointues, qui s'aplatissent ensuite. Le complexe QRS s'élargit. Finalement, des tachycardies surviennent aboutissant à une bradycardie et un arrêt cardiaque.

10.3 Hypercalcémie

L'**hypercalcémie** entraîne un raccourcissement du QT corrigé (QTc) (voir normogramme **Fig. 10**).

QT raccourci

10.4 Hypocalcémie

L'**hypocalcémie** s'accompagne d'un allongement de l'espace QT.

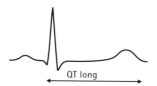

QT long

Note. Dans tous les troubles électrolytiques, il n'y a pas d'étroite corrélation entre les modifications de l'ECG et le taux sérique.

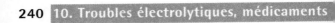

10.5 Altérations de l'ECG dues à la digitaline

ECG

Au taux sérique thérapeutique, l'imprégnation digitalique se traduit par des sous-décalages peu profonds des segments ST (**Fig. 150**) *à concavité supérieure (la boule digitalique) (NDT).*

Le surdosage entraîne des arythmies, comme des extrasystoles auriculaires et des blocs AV du deuxième ou du troisième degré.

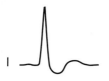

Avertissement

La toxicité des glycosides est aggravée par l'hypo ou l'hyperkaliémie.

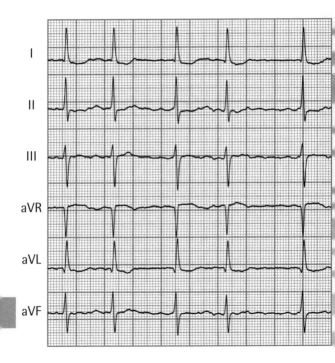

Fig. 150 Arythmie complète en fibrillation auriculaire sous traitement digitalique, prescrit dans le but de contrôler

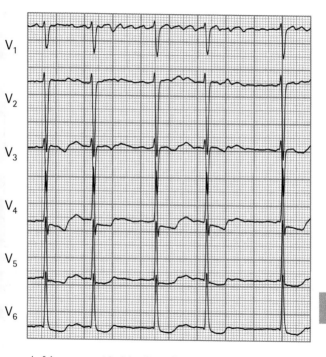

la fréquence ventriculaire. Sous-décalages des segments ST en V_5 et V_6.

10.6 Bétabloquants et antagonistes du calcium

Avertissement

Les médicaments suivants peuvent occasionner un bloc AV du premier degré, plus rarement du second et troisième degré, dépendant de la dose administrée :

- antagonistes calciques du type vérapamil
- bétabloquants
- anti-arythmiques avec effet bétabloquant, tels le sotalol ou la propafénone
- digitalique.

Ces médicaments sont particulièrement contre-indiqués ou doivent en tout cas être administrés très prudemment dans la maladie du nœud sinusal, en dehors de l'implantation d'un pacemaker.

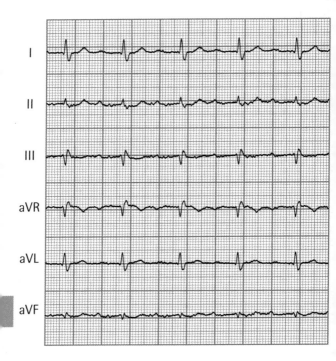

Fig. 151 Modification de l'ECG au cours d'un traitement bétabloquant (100 mg de métoprolol deux fois par jour).

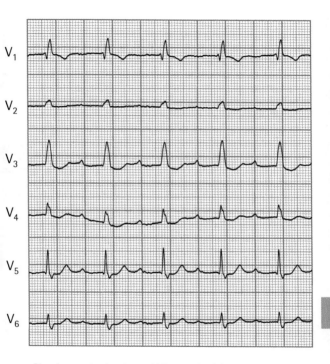

Bloc du premier degré associé à un ancien bloc de branche droit.

11. Interférences et artefacts

11.1 Malposition des électrodes

Electrodes des membres

Cette malposition peut être reconnue par une déviation axiale anormale ou inexistante (par exemple un QRS négatif en I, II et III et particulièrement par la comparaison avec un tracé antérieur (**Fig. 152**).

Précordiales

Peut être reconnue par une progression anormale de l'onde R de V_1 à V_6. Si les électrodes ont été placées trop haut, par exemple au niveau du 3ème ou même du 2ème espace intercostal, la progression de l'onde R est diminuée ou même absente au niveau de la paroi antérieure. Cette anomalie peut être faussement interprétée comme une séquelle d'infarctus myocardique antérieur (**Fig. 153**).

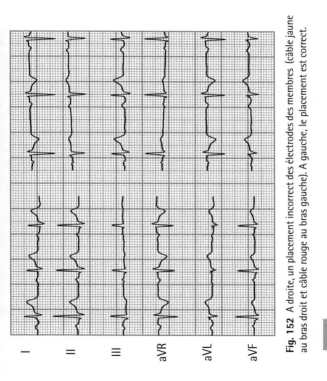

Fig. 152 A droite, un placement incorrect des électrodes des membres (câble jaune au bras droit et câble rouge au bras gauche). A gauche, le placement est correct.

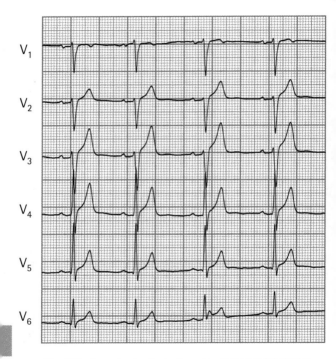

Fig. 153 A gauche, les électrodes précordiales ont été placées dans le 3ᵉᵐᵉ espace intercostal. L'amplitude des ondes R de V_1 à V_3

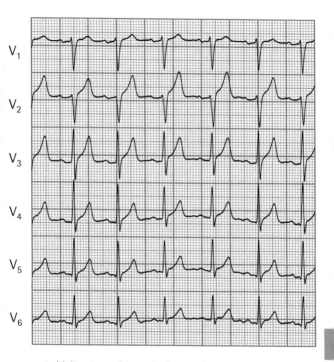

est réduite et peut faire croire à un ancien infarctus antérieur.
Sur le tracé de droite, la position a été corrigée.

11.2 Autres artefacts et perturbations de l'enregistrement

Bruits de fond

C'est une perturbation fréquente (**Fig. 154**), facilement détectable à la fréquence de 50 Hz. A cette fréquence élevée, il n'y a pas de signaux ECG détectables.

Les causes possibles : l'absence de prise de terre (câble noir manquant ou défectueux) ou un contact entre une pièce métallique et les doigts ou les orteils. De toute manière, il vaut mieux supprimer la cause qu'introduire un filtre.

Toutefois, les électrocardiogrammes sont souvent munis d'un filtre qui supprime sélectivement les oscillations de 50 Hz.

Tremblements musculaires

Les tremblements musculaires sont irréguliers et de haute fréquence (**Fig. 155**). Les ondes P ne peuvent souvent pas être identifiées et on peut croire à une fibrillation auriculaire (sans arythmie complète). On préférera s'attaquer à la cause (position relaxée, oreiller sous les genoux, placement d'une couverture pour réchauffer le patient).

Déconnection d'électrodes

Elles peuvent causer une erreur diagnostique. On peut croire à une fibrillation auriculaire en V_1 (**Fig. 156**). Si l'on regarde plus attentivement, des ondes P régulières sont décelables sur d'autres dérivations. L'électrode V_1 était détachée.

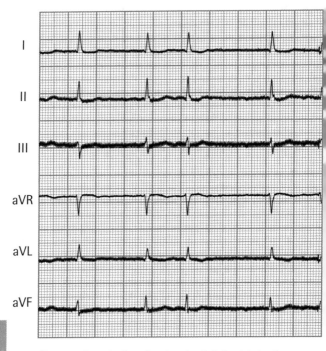

Fig. 154 Perturbations dues à un bruit de fond de haute fréquence (50 Hz).

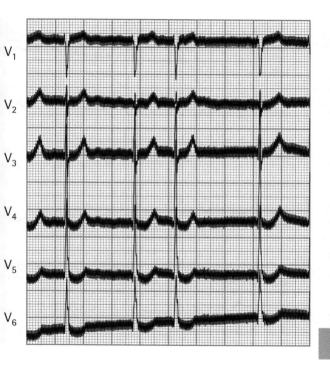

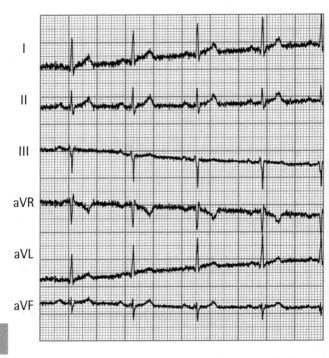

Fig. 155 Tremblements musculaires : la fréquence est également élevée, mais irrégulière.

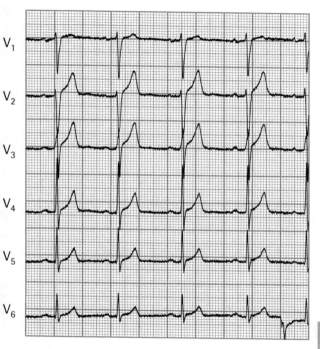

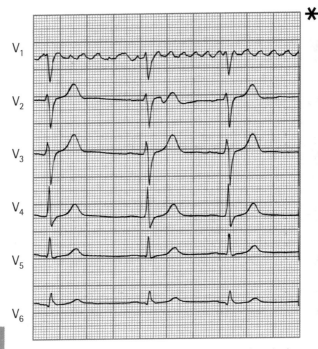

Fig. 156 Electrode déconnectée en V_1. On pourrait croire à une fibrillation auriculaire, mais les ondes P sont régulières et bien visibles dans les autres dérivations.

Index

Bref rappel

Hypertrophie du cœur
Dilatation de l'oreillette droite
P pulmonaire

Ondes P élevées, pointues > 0,2 mV
particulièrement en II, III et aVF.

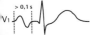

Dilatation de l'oreillette gauche
P mitral

Élargissement de l'onde P > 0,1 s,
particulièrement en I, II et de V_1 à V_3.
Onde P bi-phasique en V_1 avec une
déflexion négative bien marquée.

Hypertrophie ventriculaire droite
Indice de Sokolow : $RV_2 + SV_5 < 1,05$ mV
Axe normal dans la zone verticale ou
déviation axiale droite.
Parfois bloc de branche droite.

Hypertrophie ventriculaire gauche
Indice de Sokolow :
$SV_2 + RV_5 > 3,5$ mV
Axe normal dans la zone horizontale ou
déviation axiale gauche.

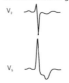

Blocs de branche
Bloc fasciculaire antérieur gauche
Déviation axiale gauche, sans
élargissement de QRS.

Bloc fasciculaire postérieur gauche
Déviation axiale droite sans élargissement
de QRS.

Bloc de branche gauche incomplet

Elargissement de QRS > 0,10 s, mais < 0,12 s.
Ondes R souvent petites au niveau de la
paroi antérieure.

Bloc de branche gauche complet

Elargissement de QRS > 0,12 s.
Retard de la déflexion terminale en $V_6 > 0,05$ s.
An niveau de la paroi antérieure,
fréquemment :

    absence des ondes R,
    anomalies de la repolarisation,
    sus-décalage de ST.

Bloc de branche droite incomplet

Elargissement de QRS > 0,10 s mais
< 0,12 s.
Retard > 0,03 s de la déflexion terminale
en V_1.
Souvent RR' en V_1.

Bloc de branche droite complet

Elargissement de QRS > 0,12 s.
Retard de la déflexion terminale en $V_1 > 0,03$ s.
Complexe rSr' fréquent en V_1.
Troubles de la repolarisation de V_1 à V_3.

Blocs auriculo-ventriculaires

Bloc AV 1°

Retard de la conduction AV,
espace PQ > 0,20 s.
Chaque onde P est suivie d'un QRS.

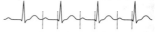

Bloc AV 2° Mobitz type I (Wenckebach)

Conduction PQ défaillante de façon
intermittente avec QRS manquants.
Allongement progressif de l'espace PR
jusqu'à ce qu'un QRS manque.

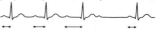

Bloc AV 2° Mobitz type II

Conduction AV défaillante de façon
intermittente avec espaces PR normaux.

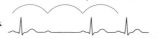

Bloc AV 3° (bloc complet)

Tous les influx entre oreillettes et ventricules sont bloqués.
Oreillettes et ventricules battent indépendamment les uns des autres.
Le mécanisme d'échappement est localisé soit dans le faisceau de His (QRS fins) soit dans le ventricule. (QRS semblables à celui d'un bloc de branche).

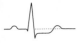

Ischémie myocardique

Angor

Sous-décalage horizontal ou descendant du segment ST.

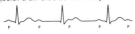

Infarctus du myocarde

Stade précoce : grandes ondes T.
Stade I : sus-décalage du segment ST avec ondes R présentes, pas d'ondes Q, ondes T encore positives.
Stade intermédiaire : sus-décalage du segment ST et décroissance des ondes R, apparition d'ondes Q et d'une inversion des ondes T.
Stade suivant : approfondissement des ondes Q, disparition des ondes R.

Stade III : (en cas d'infarctus à localisation antérieure)
perte des ondes R dans les dérivations antérieures et présence d'ondes Q au niveau de la paroi antérieure,
les ondes T redeviennent positives et les sus-décalages de ST disparaissent.

Stade	Durée	ECG	Critères
Stade initial	quelques minutes		Ondes T positives élevées
Stade I	jusqu'à 6 heures		Sus-décalage du segment ST Onde R normale
Stade intermédiaire	au-delà de 6 heures		Sus-décalage de ST inversion de l'onde T diminution de l'onde R onde Q de nécrose
Stade II	plusieurs jours		Onde Q de nécrose Inversion de l'onde T Normalisation du ST
Stade III	résiduel		Persistance de l'onde Q Perte de l'onde R Normalisation de l'onde T

Infarctus myocardique sans ondes Q

Infarctus sous-endocardique avec inversion des ondes T en regard de la paroi antérieure, sans élévation de ST, sans perte des ondes R et sans apparition d'ondes Q.

Bradyarythmies
Rythme d'échappement jonctionnel

1) Rythme jonctionnel supérieur
Ondes P négatives en I, II, III et aVF.
Espace PQ parfois court.
2) Rythme jonctionnel central
Ondes P masquées dans le QRS.
3) Rythme jonctionnel inférieur
Ondes P négatives en I, II et III, situées
après le QRS.

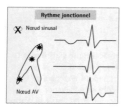

Rythme jonctionnel

Bloc sino–auriculaire

1er degré

Allongement du temps de conduction
sino-auriculaire, non visible sur le tracé
ECG standard.

2ème degré, type 1 Wenckebach

Allongement progressif de la conduction
sino-auriculaire, avec interruption de la
conduction après l'allongement le plus
important. Les espaces PR sont constants,
tandis que les espaces sinusaux
(espaces PP) raccourcissent jusqu'à ce
qu'une pause inférieure à deux espaces
RR survienne.

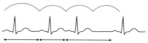

2ème degré, type Mobitz 2

Pauses sinusales intermittentes, multiples
de l'intervalle sinusal.

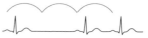

3ème degré. Bloc complet

Arrêt cardiaque et rythme d'échappement
à partir d'un site de dépolarisation
jonctionnel ou ventriculaire.

Bradycardie réflexe :
Syndrome du sinus carotidien
Le massage d'un sinus carotidien
provoque une bradycardie sinusale et un
bloc AV.
Vasodilatation et hypotension parfois
associées.

Syncope vaso-vagale
Causée par la stimulation de récepteurs
dans le ventricule gauche.
Bradycardie et vasodilatation
périphérique entrainant une hypotension.

Fibrillation auriculaire
avec bradycardie
Absence d'ondes P, ligne isoélectrique
irrégulière avec bradycardie et
irrégularité totale.

Tachyarythmies
Tachycardie sinusale
Tachycardie supra-ventriculaire à une
fréquence > 90/min.

Tachycardie sinusale

Fibrillation auriculaire
Absence d'ondes P, ligne isoélectrique
irrégulière.
Fréquence auriculaire > 300/min avec
arythmie complète et fréquence
ventriculaire > 90/min.

Fibrillation auriculaire

Flutter auriculaire
Fréquence auriculaire de 240 à
300 battements/min.
Ondes auriculaires en dents de scie avec
conduction AV irrégulière ou régulière
(1/1, 1/2, 1/4 etc.).

Flutter auriculaire
(dents de scie)

Tachycardie due à une réentrée par le nœud AV

Ondes QRS fines, cachées dans le QRS.
La réentrée peut s'accompagner de troubles de la repolarisation et de sous-décalages du segment ST.

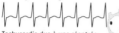

Tachycardie due à une réentrée par le nœud AV

Syndrome de WPW
WPW en rythme sinusal

PR court, ondes delta
QRS > 0,12 s
Troubles de la repolarisation.

WPW en rythme sinusal

WPW Tachycardie orthodromique (rotation horaire)

Tachycardie régulière à QRS fins, ondes P située à la fin du QRS au début du segment ST,
pas d'ondes delta.

WPW Tachycardie antidromique (rotation anti-horaire)

Tachycardie régulière avec ondes delta, PR court, complexe QRS élargi.

WPW Fibrillation auriculaire

Intervalles RR variables (arythmie complète).
Ondes delta de morphologie changeante (QRS de formes variables).

Tachycardie atriale

Ondes P régulières à la fréquence de 100-200 battements /min.
Certaines ondes P sont négatives en II, III et aVF.

Maladie du nœud sinusal

Tachycardies variables : fibrillation auriculaire et flutter auriculaire.
Bradycardies (sinusale ou sino-atriale).
Parfois bloc AV.

Extrasystoles ventriculaires (ESV)

Battements précoces avec QRS > 0,12 s de forme bizarre.
Parfois pause compensatoire.

Bigéminisme

Chaque battement sinusal est suivi d'une extrasystole ventriculaire.

Trigéminisme

Une ESV après deux complexes d'origine sinusale.

Doublets et salves

ESV avec R/T

L'ESV tombe très précocément au niveau de la montée ou du pic de l'onde T.

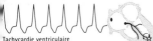

Tachycardie ventriculaire soutenue

Tachycardie à QRS large à une fréquence > 90 battements/min.

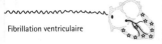

Tachycardie ventriculaire

Diagnostic différentiel avec une tachycardie supra-ventriculaire avec bloc de branche.

Fibrillation ventriculaire

Dépolarisation ventriculaire chaotique.

Fibrillation ventriculaire

Syndrome du QT long

Allongement anormal du QT corrigé pour la fréquence (QTc).

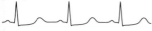

Cardites et cardiomyopathies

Péricardite aiguë

Sus-décalages concordants des segments ST au niveau des parois antérieure et postérieure, naissant typiquement de l'onde S.
Confusion possible avec un infarctus du myocarde.

Cardiomyopathie hypertrophique (obstructive)

Signe d'hypertrophie ventriculaire gauche (indice de Sokolow).
Anomalies variables du segment ST (sous ou sus-décalage) sans localisation classique.
Ondes T profondément négatives.

Cardiomyopathie dilatée

Troubles aspécifiques de la repolarisation.
Aspect de bloc de branche.
Arythmies.

Médicaments et troubles électrolytiques

Hypokaliémie

Anomalies de la repolarisation.
Sous-décalages de ST.
Ondes U amples, parfois fusionnées avec l'onde T (TU).

Hyperkaliémie

Ondes T amples et pointues, qui s'aplatissent au cours de l'évolution.
QRS élargis.
Finalement tachycardie, puis bradycardie et arrêt cardiaque.

Hypercalcémie

QTc court.

Hypocalcémie

QTc long.

Action de la digitaline

Sous-décalage profond de ST à concavité supérieure.
Bloc AV possible.

Feuille d'interprétation de l'ECG

Patient
Initiales ⬜ ⬜   Date de naissance | | | | | | | Sexe F M

Diagnostic principal : _____

Traitement antiarythmique : _____   Digitaline ○

Intervalles RR   Régulier Oui Non

Fréquence cardiaque | | | | par minute   Tachycardie (> 90/min) ○   Bradycardie (< 50/min) ○

Ondes P
Positives en I, II, III (rythme sinusal) Oui Non

Régulières, suivies par un QRS Oui Non ── arythmie totale (fibrillation auriculaire) ○
« dents de scie » (flutter auriculaire) ○

Intervalle PR   0,12 – 0,20 s Oui Non ── raccourci, < 0,12 s ○   allongé, > 0,2 s (bloc AV) ○

Déviation axiale S_1Q_3 ○   ($S_1S_2S_3$) ○   Déviation axiale extrême ○
Déviation axiale gauche ○   Déviation axiale droite ○
Normal ○

Complexe QRS   Durée normale < 0,1 s Oui Non ──
Bloc de branche incomplet (0,10–0,12 s) ○
Bloc de branche complet (> 0,12 s) ○
Retard de la partie terminale en V_1 (> 0,03 s)→BBD ○
Retard de la partie terminale en V_6 (> 0,05 s)→BBG ○

Progression de l'onde R   Normale de V_1 – V_6 Oui Non ── progression insuffisante de R en V_1 ○ V_2 ○ V_3 ○ V_4 ○ V_5 ○ V_6 ○

Onde Q   nettement pathologique en Non Oui ┌ V_1 ○ V_2 ○ V_3 ○ V_4 ○ V_5 ○ V_6 ○ II ○ III ○ aVF ○

Signes d'hypertrophie   Non Oui ┌ $S_{V2} + R_{V5}$ > 3,5 mV (Sokolov gauche) ○ $R_{V2} + S_{V5}$ > 1,05 mV (Sokolov droit) ○

Segment ST   Isoélectrique Oui Non ──
Sus décalage de ST en V_1 ○ V_2 ○ V_3 ○ V_4 ○ V_5 ○ V_6 ○ I ○ II ○ III ○ aVR ○ aVL ○ aVF ○
Sous décalage de ST en V_1 ○ V_2 ○ V_3 ○ V_4 ○ V_5 ○ V_6 ○ I ○ II ○ III ○ aVR ○ aVL ○ aVF ○
└ ascendant ○   horizontal ○   descendant ○

Onde T   Positive en I – III, V_1–V_4 Oui Non ── négative onde T symétrique ○ préterminale ○ terminale ○

Intervalle QT QT_C normal (0,40–0,44) Oui Non   Durée de QT | |.| | Durée de QT corrigé (QT_C) | |.| | Formule de Bazett: $\frac{QT\ (s)}{\sqrt{RR\ (s)}}$

Diagnostic de l'ECG
_____

Normal ○   Limite ○   Pathologique ○

© 1997–2002
Börm Bruckmeier Publishing LLC
www.media4u.com

Signature _____   Date | | | | 2 0 | |

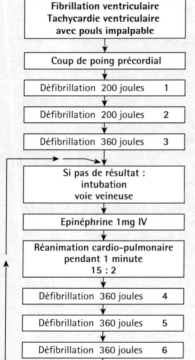

Mesures d'urgence en cas de tachycardie ou de fibrillation ventriculaire

Fibrillation ventriculaire
Tachycardie ventriculaire
avec pouls impalpable

Coup de poing précordial

Défibrillation 200 joules   1

Défibrillation 200 joules   2

Défibrillation 360 joules   3

Si pas de résultat :
intubation
voie veineuse

Epinéphrine 1mg IV

Réanimation cardio-pulmonaire
pendant 1 minute
15 : 2

Défibrillation 360 joules   4

Défibrillation 360 joules   5

Défibrillation 360 joules   6

Infarctus du myocarde : localisation, stades

Localisation de l'infarctus											
	I	II	III	aVL	aVF	rV4	V2	V3	V4	V5	V6
apicale	+			+			+	+	+		
antéro-septale							+	+			
antéro-laterale	+			+						+	+
postéro-laterale			+		+					+	+
inférieure		+	+		+						
ventriculaire droite			+		+	+	(+)				

Stade	Durée	ECG	Critères
Stade initial	quelques minutes		Ondes T positives élevées
Stade I	jusqu'à 6 heures		Sus-décalage du segment ST Onde R normale
Stade intermédiaire	au-delà de 6 heures		Sus-décalage de ST inversion de l'onde T diminution de l'onde R onde Q de nécrose
Stade II	plusieurs jours		Onde Q de nécrose Inversion de l'onde T Normalisation du ST
Stade III	résiduel		Persistance de l'onde Q Perte de l'onde R Normalisation de l'onde T

Normogramme de QT, Formule de Bazett

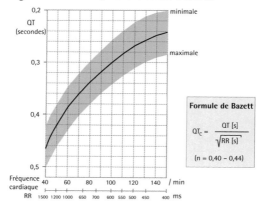

Formule de Bazett

$$QT_C = \frac{QT\ [s]}{\sqrt{RR\ [s]}}$$

$(n = 0,40 - 0,44)$

Intervalles normaux, Indice de Sokolow

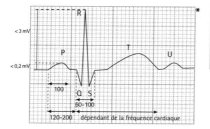

Indice de Sokolow

$S_{V2} + R_{V5} > 3,5$ mV
Hypertrophie ventriculaire gauche

$R_{V2} + S_{V5} > 1,05$ mV
Hypertrophie ventriculaire droite

Axe cardiaque, Cercle de Lewis

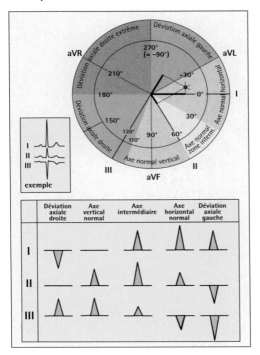

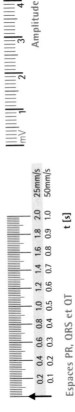

Règle pour ECG
Découpez-la !

Amplitude

Fréquence

400 300 250 200 180 160 140 120 110 100 95 90 85 80 75 70 65 60 55

4 x RR (25 mm/s)

2 x RR (50 mm/s)

25mm/s
50mm/s

t [s]

2.0 1.8 1.6 1.4 1.2 1.0 0.8 0.6 0.4 0.2
1.0 0.9 0.8 0.7 0.6 0.5 0.4 0.3 0.2 0.1

Espaces PR, QRS et QT

mV

Règle pour ECG
Découpez-la !

Espaces PR, QRS et QT

2 x RR (50 mm/s)

4 x RR (25 mm/s)

t [s]

Fréquence

Amplitude

0.1 0.2 0.3 0.4 0.5 0.6 0.7 0.8 0.9 1.0

0.2 0.4 0.6 0.8 1.0 1.2 1.4 1.6 1.8 2.0

25mm/s
50mm/s

55 60 65 70 75 80 85 90 95 100 110 120 140 160 180 200 250 300 400

mV

1 2 3 4